LA
TUBERCULOSE
DU NOURRISSON

PAR

le Professeur COMBE

PROFESSEUR DE CLINIQUE MÉDICALE INFANTILE
A L'UNIVERSITÉ DE LAUSANNE

Avec 48 figures dans le texte.

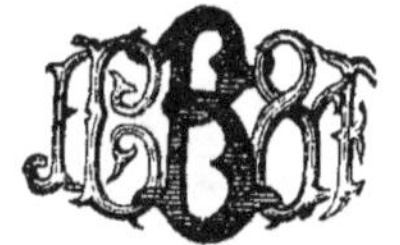

PARIS

LIBRAIRIE J.-B. BAILLIÈRE ET FILS
19, RUE HAUTEFEUILLE

1917

LA

TUBERCULOSE
DU NOURRISSON

OUVRAGES DU MÊME AUTEUR

Traitement de l'Entérite. 10e *mille*. 1913, 1 vol. in-16 de 452 pages, avec figures et 4 planches coloriées.. 4 fr.

L'Auto-intoxication intestinale. 2e *édition*. 1909, 1 vol. in-8 de 619 pages, avec figures... 12 fr.

Les Maladies gastro-intestinales aiguës des Nourrissons. 1913, 1 vol. in-8 de 768 pages, avec 53 figures noires et coloriées......................... 16 fr.

Précis d'Hygiène infantile et de Puériculture. 1917, 1 vol. in-18, avec figures.

La Tuberculose de l'Enfant, traitement de ses formes médicales et chirurgicales par la tuberculine, par le Dr L. JEANNERET. Préface du professeur HUTINEL. 1915, 1 vol. gr. in-8 de 204 pages, avec figures......................... 6 fr.

Conseils pratiques d'Hygiène infantile, par NOBÉCOURT, BABONNEIX, MERKLEN, DARRÉ, TIXIER, PAISSEAU, R. VOISIN. 1914, 1 vol. gr. in-8 de 370 pages, avec 69 figures et 6 planches coloriées.. 7 fr.

Hygiène de l'Enfance. L'Enfant bien portant. L'Enfant malade, par le Dr E. APERT, médecin des hôpitaux de Paris. 1913, 1 vol. in-16 de 416 pages, avec 81 figures... 6 fr.

Physiothérapie infantile, les cures d'eaux, d'air et de régimes chez les enfants, publiée sous la direction du Dr LEGRAND. 1910, 1 vol. in-8 de 352 pages, avec 60 figures.. 6 fr.

Les Enfants aux bains de mer, par le Dr MONTEUUIS. 1889, 1 vol. in-18 de 168 pages.. 2 fr.

Puériculture et Pouponnières, par le Dr RAIMONDI. 1913, 1 vol. in-16 de 96 pages, cartonné.. 2 fr.

La Puériculture. Hygiène et assistance, par le Dr EUSTACHE. 1903, 1 vol. in-16 de 312 pages, avec figures.. 3 fr. 50

Puériculture du premier âge. L'allaitement maternel, par le Dr CHAMPION. 1905, 1 vol. in-16 de 240 pages.. 3 fr. 50

Précis des Maladies des Enfants, par le Dr E. APERT, médecin des hôpitaux de Paris. Introduction sur l'exploration clinique dans la première enfance, par le Dr MARFAN, professeur à la Faculté de médecine de Paris. 2e *édition*. 1913, 1 vol. in-8 de 524 pages, avec 103 figures, cartonné................. 12 fr.

Thérapeutique des Maladies respiratoires et Tuberculose, par HIRTZ, RIST, RIBADEAU-DUMAS, TUFFIER, MARTIN, KUSS. 1911, 1 vol. in-8 de 713 p., avec 85 fig., cartonné. (*Bibl. de Thérapeutique Gilbert et Carnot*)................. 14 fr.

Maladies du Cœur et des Vaisseaux, du Nez, du Larynx, des Bronches, des Poumons, des Plèvres et du Médiastin, par MOUSSOUS, BARBIER, GUINON, J. HALLÉ, ZUBER, ARMAND-DELILLE, AUDÉOUD, BOURDILLON. 1911, 1 vol. gr. in-8 de 701 pages, avec 103 figures (*Pratique des Maladies des Enfants*). Broché, 16 fr. ; Cartonné.. 18 fr.

Le Nourrisson. — Revue d'hygiène et de pathologie de la première enfance, publiée sous la direction de A.-B. MARFAN, professeur à la Faculté de médecine de Paris, médecin de l'hôpital des Enfants-Malades. — Rédacteurs : E. APERT, AVIRAGNET, BOULLOCHE, Jean HALLÉ, LESAGE, Jules RENAULT, TRIBOULET, B. WEILL-HALLÉ, médecins des hôpitaux de Paris.—Secrétaire de la rédaction : E. APERT.

Il paraît 6 numéros par an. — Chaque numéro comprend 80 pages in-8. Abonnement : France, 12 fr. ; étranger, 14 fr.
Années 1913 à 1916.. 56 fr.

LA

TUBERCULOSE

DU NOURRISSON

PAR

le Professeur COMBE

PROFESSEUR DE CLINIQUE MÉDICALE INFANTILE
A L'UNIVERSITÉ DE LAUSANNE

Avec 48 figures dans le texte.

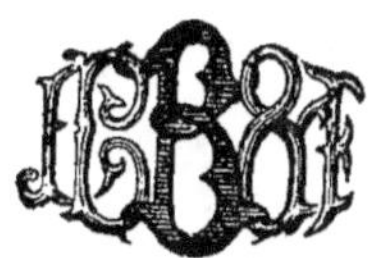

PARIS

LIBRAIRIE J.-B. BAILLIÈRE ET FILS
19, RUE HAUTEFEUILLE

1917

TUBERCULOSE DU NOURRISSON

ÉTIOLOGIE DE LA TUBERCULOSE
DU NOURRISSON

I. — LES VOIES D'INFECTION DE LA TUBERCULOSE
DU NOURRISSON

Un fait paraît primer tous les autres, car nous le retrouvons avec une telle constance dans toutes nos observations, qu'il en acquiert presque l'importance d'un symptôme : c'est que le nourrisson tuberculeux sort d'une famille tuberculeuse et qu'en cherchant bien on trouve toujours d'autres membres de sa famille atteints de la même affection.

En présence de ce fait indéniable, nous ne devons pas nous étonner de voir un grand nombre d'auteurs, à la tête desquels Baumgarten, soutenir que la tuberculose est le plus souvent héréditaire ou plutôt congénitale ; qu'elle est toujours transmise par les parents à leur enfant déjà avant la naissance, et que par conséquent, en venant au monde, le bébé porte déjà en lui le germe tuberculeux, qui chez les uns restera latent pendant des mois et même des années avant de manifester sa présence, alors que chez d'autres il évoluera dès les premières semaines de la vie.

Qu'en est-il de cette théorie, qui nous effraye lorsque nous en pesons toutes les conséquences? L'infection tuberculeuse est-elle vraiment congénitale, et, si cette étiologie est admissible, quelle est l'importance de cette forme de la contagion tuberculeuse? Voilà ce qu'il faut avant tout examiner.

A. — LA TUBERCULOSE CONGÉNITALE

En théorie, rien ne s'oppose à la doctrine de Baumgarten.

Nous savons, depuis les célèbres expériences de Villemin, que la tuberculose est une maladie infectieuse et contagieuse. Nous savons, depuis les beaux travaux de Robert Koch publiés en 1882, que cette infection est causée par un bacille que l'on appelle, à cause de cela, le *bacille de Koch*.

Rien ne s'oppose donc, en théorie tout au moins, à ce que le bacille de Koch ne pénètre, avant la naissance déjà, dans le corps de l'enfant, et qu'il lui soit transmis par les germes paternel ou maternel : *infection germinative*, ou qu'il passe à travers le placenta si c'est la mère qui est tuberculeuse : *infection placentaire*. Examinons ces deux voies de l'infection tuberculeuse congénitale.

1° **Infection germinative.** — L'*infection spermatique* n'est nullement démontrée, et Leroux met directement en doute qu'un père tuberculeux puisse transmettre le bacille de la tuberculose de cette manière, si la mère est restée saine. Non pas que le sperme ne soit jamais bacillifère, comme l'affirme simplement Ribadeau-Dumas. Gærtner d'abord, Friedmann ensuite, ont au contraire démontré d'une manière certaine la présence de bacilles de Koch, non point dans le spermatozoïde, mais bien dans le liquide spermatique de phtisiques, et Gærtner, se basant sur ses recherches, est même parvenu à calculer que, lorsqu'il s'agit d'une phtisie pulmonaire, on trouve en moyenne un bacille de Koch pour 22 millions de spermatozoïdes, et que les chances d'infection sont trois fois plus grandes lorsqu'il s'agit d'une épididymite tuberculeuse. Le bacille de Koch peut donc être transporté en suspension dans le sperme jusque dans le canal génital de la femme et infecter ainsi l'embryon au début de son développement.

L'infection spermatique a même été réalisée par Friedmann chez les lapins, et par Karlinski chez les boucs, et si, dans cette forme d'infection, on ne trouve dans les embryons de lapins que des bacilles sans lésions tuberculeuses, on a constaté par contre chez les cabris de vrais foyers tuberculeux dans les glandes mésentériques et sur le péritoine, alors que leur mère était absolument indemne de toute tuberculose. Si donc l'infection spermatique est possible en théorie, si elle a été démontrée dans quelques cas exceptionnels chez l'animal, il faut ajouter qu'elle n'a encore jamais été constatée chez l'homme.

L'infection ovulaire. — Comme le fait remarquer le professeur Beitzke, les dimensions de l'ovule du mammifère et celles du bacille tuberculeux rendent déjà l'infection de l'ovule infiniment peu probable. Aussi jamais encore un bacille de Koch n'a-t-il été vu dans un ovule humain. Un ovule infecté ne pourrait du reste guère se développer, et serait avec l'infection frappé du même coup de stérilité. Aussi l'infection germinative n'est-elle plus guère admise à l'heure actuelle.

2° **Infection placentaire.** — Si l'infection germinative est si exceptionnelle que la plupart des auteurs la mettent en doute, il n'en est pas de même de la possibilité de l'infection placentaire qui est admise actuellement par tous.

La *tuberculose du placenta* est même loin d'être exceptionnelle chez la femme phtisique, puisque, sur trente-deux placentas provenant de mères tuberculeuses qu'il a examinés, Schmorl en trouva seize nettement atteints de tuberculose.

Schlimpert, dans une autre série, en constate même cinq sur sept. Ces recherches, qui ont été poursuivies par Leuenberg, Novak et Ranzel, ont cependant démontré que les lésions tuberculeuses nettement visibles du placenta ne se trouvent guère que dans des cas de tuberculose maternelle avancée. Mais, même alors, la tuberculose placentaire n'est pas fatale, car nous avons à plusieurs reprises fait examiner des placentas provenant de mères mortes de leur tuberculose quelques jours après l'accouchement, et ceux-ci ne présentaient aucune lésion tuberculeuse, et leur inoculation même resta négative.

Beaucoup d'auteurs, par contre, affirment qu'il n'est pas rare de trouver des bacilles de Koch dans un placenta macroscopiquement sain, lorsqu'il provient d'une mère tuberculeuse : c'est exact. Mais cela suffit-il pour provoquer fatalement une infection tuberculeuse d'origine placentaire? Certainement pas, car il est admis par la plupart des anatomo-pathologistes que le placenta normal constitue un filtre absolument infranchissable aux microbes ; nous devons donc exiger que le placenta soit malade pour que les bacilles de Koch puissent pénétrer dans l'organisme du fœtus. Ce n'est que dans ce cas que le bacille de la tuberculose est capable de pénétrer directement dans le sang fœtal en se localisant dans les ganglions entourant la veine porte ou d'infecter les muqueuses respiratoire et digestive de l'enfant par aspiration ou déglutition du liquide amniotique contaminé par le placenta tuberculeux.

Mais, même dans ces conditions pourtant extrêmement favorables, l'infection placentaire est loin d'être fatale, comme le démontre Sitzenfrey, car si, sur 26 placentas nettement tuberculeux qu'il a examinés, il lui a été possible, dans 7 cas où les enfants avaient succombé, de démontrer la présence de bacilles de Koch dans le sang du cordon et dans le foie du fœtus, dans les 19 autres cas, les enfants ont non seulement survécu, mais, soignés dans l'hospice des Enfants trouvés de Prague, ils se sont maintenus en parfaite santé.

L'infection par un placenta même manifestement tuberculeux est donc loin d'être absolument fatale.

Il n'en est pas moins vrai que l'infection placentaire est possible et qu'elle peut se produire pendant toute la grossesse, car on a trouvé des fœtus d'âges différents nettement tuberculeux ; mais c'est très spécialement vers la fin de la grossesse, au

moment où la maladie maternelle a une tendance naturelle à
s'aggraver, et surtout au moment de l'accouchement, lorsque la
pression sanguine augmente et que les vaisseaux se rompent,
qu'une abondante irruption de bacilles de Koch, que l'on peut voir
se produire, provoque le plus souvent chez la mère une miliaire
rapidement mortelle, plus rarement chez le bébé une infection rapide qui cause la mort dans les premières semaines de
la vie.

En résumé, si l'infection placentaire est possible, elle est loin
d'être fréquente, comme le démontrent les recherches de von Reuss
et de Pehu, car il ne faut pas oublier que, pour qu'un cas d'infection congénitale soit probant dans la pratique, il faut que l'enfant
ait été séparé de sa mère de suite après l'accouchement, afin
d'éviter l'infection acquise. Or en compulsant tous les cas recueillis,
on ne trouve que *6 fœtus* (Heitz, Jacobi, Honjo, Courmont et les
2 cas de Schmorl), *3 mort-nés* (Andrers, Lehmann, Schmorl),
enfin *5 nouveau-nés* (Berti, Brindeau, Busse, Rindfleisch, Sa-
boureau), qui portaient des signes certains de tuberculose.
Comparons ces 14 cas avec les milliers de fœtus, de mort-nés et
de nouveau-nés autopsiés et trouvés indemnes de tuberculose,
et nous devrons conclure que la tuberculose congénitale ne joue
pratiquement qu'un rôle des plus restreint.

Aussi, pour pouvoir soutenir leur théorie, Baumgarten et Rietschel ont-ils été obligés d'admettre que l'infection seule est congénitale; que les bacilles restent d'abord latents, et qu'ils ne se
mobilisent, en produisant des lésions, et ne déterminent des symptômes que des mois et des années après le moment de l'infection.

Cette opinion est-elle acceptable? Non, et pour plusieurs raisons. D'abord, nous savons que plus l'infection est précoce chez
le nourrisson, plus la marche de la maladie est grave et plus la
mort est rapide. Pourquoi les infectés de Baumgarten feraient-ils
seuls exception à cette règle?

Ensuite, la réaction de Pirquet et la réaction de Mantoux ont
toujours été trouvées négatives chez le nouveau-né. Sans doute on
objectera à cet argument que, même avec l'infection acquise, il faut
de dix à douze semaines pour que la réaction se développe; mais
il reste toujours à expliquer pourquoi, même avant six mois, les
réactions positives sont si exceptionnelles qu'un pédiatre de la
valeur de Feer peut déclarer qu'il n'en a jamais vu, et pourquoi elles
ne deviennent plus fréquentes que dans le deuxième semestre·

Enfin, et surtout, le fait que la presque totalité des enfants qui
ont été séparés de leur mère tuberculeuse au moment de leur
naissance sont restés indemnes, alors que ceux qui sont restés
au contact de la mère se sont presque sans exception infectés, nous

montre, avec la précision d'une expérience, combien peu important est le rôle de la tuberculose congénitale vis-à-vis de l'infection acquise après la naissance au contact des parents tuberculeux.

Nous pouvons donc conclure que la tuberculose congénitale est théoriquement possible, mais qu'en pratique elle est excessivement rare et qu'elle n'a pas d'importance.

Cette conclusion est rassurante au point de vue de la prophylaxie de la tuberculose, car que pourrions-nous faire pour prévenir cette maladie si l'enfant venait au monde portant le germe de la tuberculose et s'il était, déjà avant sa naissance, marqué par un fatal destin ? Rien, absolument rien ! Non, nous pouvons l'affirmer dans l'immense majorité des cas, la tuberculose n'est pas héréditaire, et si c'est une maladie familiale, c'est parce que le bébé a été infecté *dans sa famille, après sa naissance*, par un des membres de sa famille.

3° **Transmission paratuberculeuse**. — Un grand nombre de nourrissons issus de mères tuberculeuses naissent sains et absolument exempts de tuberculose, et restent indemnes si on les sépare de leur famille dès la naissance. Mais il n'en est pas moins vrai, comme l'affirme Weinberg, que ces enfants sont faibles et n'offrent pas une résistance normale ; aussi leur mortalité est-elle particulièrement élevée. Le fait est exact ; mais cette faiblesse congénitale, qui se caractérise par une insuffisance de la plupart des organes et des glandes, rentre dans le cadre de la maladie bien connue nommée *hypotrophie*, et s'explique par l'influence nocive de la tuberculotoxine maternelle qui traverse le placenta et imprègne l'organisme de l'enfant. Aussi Schlossmann appelle-t-il cette forme de développement incomplet : *hypotrophie paratuberculeuse*. Mais cette hypotrophie ne démontre nullement que l'enfant ait une *disposition* particulière, une *prédisposition de terrain* à la tuberculose, car, s'il devient plus facilement tuberculeux qu'un autre, ce n'est pas qu'il soit plus disposé à l'infection du bacille de Koch, mais bien parce qu'il y est plus exposé grâce à son entourage et qu'il résiste moins aux infections.

Ceci nous conduit à l'étude de la tuberculose acquise.

B. — LA TUBERCULOSE ACQUISE

Nous avons vu que, même avec une tuberculose avancée de la mère, même avec une tuberculose du placenta, l'enfant peut rester indemne de tuberculose, et Bossi et Bankor ont prouvé, par de nombreuses expériences sur les animaux, que c'est même la règle, et que la tuberculose congénitale est l'exception. C'est donc après la naissance et dans la famille que se fait, dans la grande majorité des cas, l'infection tuberculeuse.

I. — LES CAUSES DE L'INFECTION TUBERCULEUSE

N'oublions pas qu'à partir du moment où il est entré dans ce monde jusqu'au moment où il entre à l'école, c'est-à-dire pendant sept ans, l'enfant est en contact continuel, absolu et intime avec ses parents. Si l'un des parents est tuberculeux, s'il est atteint d'une tuberculose ouverte et si, par conséquent, il projette continuellement autour de lui des bacilles de Koch, il est presque inévitable que l'enfant qui les respire s'infecte à leur contact. Cette contagion sera d'autant plus fatale que le contact du bébé avec le parent projecteur de bacilles aura été plus intime et plus continu.

C'est ce que va nous démontrer une enquête que nous avons faite, il y a quelques années déjà, sur la contagion de la tuberculose chez le nourrisson. Une investigation de ce genre est facile à faire parce que, à cet âge, il est aisé de suivre la filiation de l'infection ; pour le bébé, le cercle de famille est restreint, le local où il passe sa vie est limité, sa nourriture est uniforme, les manifestations de sa vie extérieure sont simples. Tout favorise ici une enquête et permet de suivre la genèse de l'infection tuberculeuse.

La mère de famille. — Lorsque la mère de famille est tuberculeuse, la contagion est fatale et je n'en ai observé qu'une seule exception qui confirme la règle. C'était dans une famille qui avait déjà perdu plusieurs bébés, tous infectés par leur mère. J'ai pu obtenir des parents qu'ils se séparent du bébé de suite, au moment de sa naissance, pour le confier à une nourrice saine. L'enfant vit encore et est resté indemne de tuberculose ; il est âgé de dix-sept ans actuellement.

Mais j'insiste sur ce point : si l'on veut que l'enfant échappe à la contagion, il faut que la séparation ait lieu non pas le jour de la naissance, *mais au moment même de la naissance*, car quelques heures suffisent pour produire l'infection.

J'en donnerai pour preuve deux exemples :

Le premier est dû à Finkelstein, le clinicien berlinois, qui a pu voir cinq fois se renouveler la catastrophe suivante. On lui amène dans son asile de nourrissons un bébé né d'une mère tuberculeuse avec laquelle il avait été en contact *quelques heures seulement*, et cependant Finkelstein vit les cinq fois l'enfant mourir de tuberculose méningée dans les premiers mois de sa vie. Le second est dû à Bernheim. Trois fois Bernheim a pu obtenir d'une mère tuberculeuse, qui avait déjà perdu plusieurs enfants, et qui cette fois accouchait de jumeaux, qu'elle se sépare de suite d'un des deux bébés et que, sans même le toucher, elle le confie à son asile de nourrissons. Or, dans les trois cas, ces enfants restèrent indemnes, alors que ceux des jumeaux qui étaient restés avec la mère mouraient de méningite tuberculeuse.

Nous pouvons donc conclure : lorsque la mère de famille est tuberculeuse, la contagion est presque absolument fatale, à moins que le bébé ne soit séparé de sa mère au moment même de sa naissance.

Sœur aînée. — Si c'est la sœur aînée qui est tuberculeuse, la contagion est presque fatale, en tout cas aussi fréquente que si c'est la mère, qui s'occupe du bébé. Cela s'explique, car la sœur aînée remplace sa mère pendant toute la durée des couches, elle a donc les mêmes contacts intimes avec l'enfant.

Je pourrais en citer plusieurs cas que j'ai observés moi-même. Un seul suffira, car il est extrêmement démonstratif.

Dans une famille absolument exempte de tuberculose vivait une charmante jeune fille de quinze ans en parfaite santé. Elle fait un séjour chez une vieille tante qui appartenait à la catégorie des *vieux tousseurs*, dont nous allons parler tout à l'heure. Elle s'y infecte de la tuberculose ; je l'envoie à la montagne, mais, malgré mes ordres, deux fois elle redescend pour aider sa mère pendant ses couches, et deux fois nous assistons à la même catastrophe : les enfants meurent successivement de méningite tuberculeuse. Là-dessus la jeune fille meurt. Quatrième accouchement : *enfant sain*, resté indemne de tuberculose ; il a maintenant onze ans. Cinquième grossesse : *enfant sain*, resté indemne de tuberculose ; il a actuellement dix ans.

Père et frère aîné. — S'il s'agit du père tuberculeux ou du frère aîné phtisique, le bébé échappe souvent à la contagion, et cela se comprend facilement en comparant l'intimité et la nature des contacts entre l'enfant et son père ou son frère avec ceux de la mère et de la sœur aînée.

Vieux tousseurs. — Comment expliquerons-nous maintenant ces cas nombreux dans nos observations où nous trouvons un enfant né de parents sains, et entouré de frères et sœurs en parfaite santé, qui tombe malade de tuberculose ? L'expérience nous a appris où nous devons chercher le coupable, qui appartient le plus souvent à la catégorie de ce que nous appelons, en médecine infantile, le *vieux tousseur*.

Nous avons pris l'habitude de nous informer s'il existe dans la famille, ou en contact avec elle, un vieux grand-père ou une vieille grand'mère atteints de catarrhe, qui *ronquemellent*, comme on dit dans notre pays ; d'autres fois c'est un vieil oncle ou une vieille tante que nous allons trouver ; d'autres fois encore, ce sera un vieux pensionnaire depuis des années dans la maison, ou bien c'est un vieux domestique, une vieille gouvernante qui font partie de la famille depuis leur enfance. Ce sont de *vieux tousseurs* atteints soi-disant, les uns d'un vieux catarrhe, les autres d'emphysème ou d'asthme, et qui souffrent en réalité d'une phtisie chronique fibreuse, cette forme de tuberculose atténuée si spéciale aux vieillards ; or, si cette forme est peu dangereuse pour le malade, car elle peut durer trente à quarante ans sans l'emmener, elle est d'autant plus dangereuse pour l'entourage et pour ceux qui sont en contact intime avec lui, car, toujours toussant, toujours crachant, celui-ci projette continuellement des milliers de bacilles de Koch autour de lui, et personne, pas même lui, ne s'en méfie.

Les vieux tousseurs, comme le démontrent nos histoires de malades, jouent un rôle très important dans l'infection tuberculeuse du nourrisson, et il est d'autant plus nécessaire de le répéter que c'est un rôle auquel personne ne songe dans les maisons où la tuberculose est inconnue. Ce danger ne peut du reste guère être décelé d'une manière certaine que par l'examen bactériologique des crachats du malade où l'on trouve le bacille de Koch. Car, heureusement, tous les vieux tousseurs ne sont pas des tuberculeux.

Jeunes tousseurs. — D'autres fois, ce sont, au contraire, des jeunes tousseurs que nous trouvons dans la famille. Ce sont des bonnes d'enfants, une femme de chambre, une jeune cuisinière, tuberculeuses sans le savoir ou le sachant, mais n'osant pas l'avouer de peur de perdre leur place, et bien souvent c'est ce *jeune tousseur* qui a constitué le foyer d'infection tuberculeuse que nous recherchions dans une famille parfaitement saine et indemne jusque-là.

Famille voisine. — Enfin, il nous est arrivé de ne trouver dans la famille aucune des causes que nous venons d'examiner comme point de départ de l'infection. Ce n'est qu'après de longues recherches et un interrogatoire serré, ce n'est souvent qu'en faisant l'historique détaillé de la vie de l'enfant que l'on arrive à démontrer le foyer infectant dans une maison voisine, ou dans une famille amie, ou chez des parents où le bébé a fait un séjour plus ou moins prolongé.

En résumé, d'après une statistique déjà ancienne, mais qui a été confirmée par toutes nos observations ultérieures, nous pouvons dire que, dans 92 p. 100 des cas environ, nous avons pu

démontrer chez le bébé une *infection familiale* de la tuberculose, à la condition de prendre le mot de famille dans son sens
le plus large : *tout ce qui touche de près ou de loin à la
famille.*

Seuls, quelques rares cas font exception dans lesquels on ne
trouve· ni de près, ni de loin, un foyer tuberculeux humain. C'est
dans ces cas que l'on a le droit de penser non pas à une tuberculose humaine, mais à une tuberculose d'origine bovine.

Ceci nous amène à la deuxième partie de notre étude qui
s'occupe des voies de l'infection tuberculeuse.

II. — LES VOIES DE L'INFECTION TUBERCULEUSE

Nous en sommes arrivé à la conclusion que, dans la grande
majorité des cas, l'enfant s'infecte dans sa famille, mais cela ne
nous enseigne nullement comment il faut le protéger contre
cette infection. Pour y arriver, il nous faut en effet savoir
comment le nourrisson contracte la maladie, par quelle porte
d'entrée et par quelle voie le bacille de Koch pénètre dans son
organisme.

L'enfant, comme l'adulte, est protégé contre la pénétration des
microbes par une enveloppe que nous appelons *peau* en dehors
et *muqueuse* en dedans. Il faut donc, pour que l'organisme soit
infecté, que le bacille pénètre, soit par la porte d'entrée cutanée,
soit par la porte d'entrée muqueuse.

Porte d'entrée cutanée. — La porte d'entrée cutanée est
exceptionnelle chez l'enfant. En vingt-cinq ans de pratique, je
n'en ai observé que trois cas.

C'est par une croûte de lait que le bacille de Koch de la mère
tuberculeuse a pénétré dans le premier cas, car, après la guérison
de l'éruption, nous avons constaté sur la joue une grande ulcération tuberculeuse qui a mis des mois à se guérir.

Le second cas est plus curieux et plus exceptionnel encore.
C'est autour d'une boucle placée à une oreille percée par un
bijoutier phtisique que s'est développée une ulcération tuberculeuse du lobule de l'oreille.

Je viens d'en constater un troisième cas : une ulcération tuberculeuse de la joue causée par un petit bouton infecté par les
baisers d'un père phtisique.

Porte d'entrée muqueuse. — La rareté même des cas
ci-dessus nous permet de conclure que c'est presque toujours
par la muqueuse que l'agent de la tuberculose pénètre dans l'organisme infantile. Or, chez l'enfant, deux muqueuses seulement
peuvent servir de voie d'infection : la muqueuse qui tapisse les

voies respiratoires et la muqueuse qui protège les voies digestives. Leur importance comme porte d'entrée du bacille de Koch
a été grandement discutée ces dernières années et très diverse-
ment appréciée; aussi convient-il d'examiner avec soin les opinions
des différents auteurs qui se sont occupés de cette question.

A. — *MUQUEUSE DES VOIES RESPIRATOIRES*

C'est avec la colonne d'air qui entre dans les bronches que
sont aspirés les bacilles de la tuberculose. Les uns sont véhiculés
par les poussières sèches, les autres sont englobés dans des poussières humides qui flottent dans l'air en gouttelettes serrées.
Aussi cette forme de tuberculose a-t-elle reçu le nom de *tuberculose d'inhalation*.

I. — Inhalation de poussières sèches.

L'infection par les poussières sèches, la *Stäubcheninfektion*
des auteurs allemands, a été surtout étudiée et démontrée par les
belles recherches de Cornet et de ses élèves. Cet auteur a trouvé
sur le sol des chambres et des appartements habités par des
phtisiques, soit sur le plancher, soit sur les murs et même sur le
plafond, des poussières contenant des bacilles de la tuberculose ;
il a rencontré ces mêmes poussières infectées par le bacille de
Koch sur les tapis, les rideaux et les tentures de ces mêmes
chambres.

Ces bacilles ont été projetés sur le sol par les phtisiques, soit
avec les crachats, ce qui est rare, soit plus fréquemment avec les
gouttelettes qui sont continuellement projetées par le malade dès
qu'il tousse ou même qu'il parle. Ces gouttelettes se sont alors
desséchées et mélangées aux poussières des appartements qu'ils
ont ainsi infectés.

Ces mêmes poussières infectées de bacilles de Koch ont été
trouvées beaucoup plus rarement, il est vrai, sur le sol des écoles
et des salles d'attente, sur le plancher des wagons de chemins
de fer et sur la plate-forme des omnibus.

Sans doute, ces bacilles n'ont pas une durée illimitée, leur vie
hors du corps humain est éphémère, mais, comme Reuss l'a
démontré, s'ils périssent rapidement au soleil, ils restent virulents
quinze à vingt jours dans la lumière diffuse d'une chambre ordinaire et quarante à soixante jours dans la demi-obscurité des
alcôves. C'est plus que suffisant pour produire une infection. Il suffit,
qu'au lieu d'enlever ces poussières avec un aspirateur ou de les
essuyer avec un linge légèrement humecté d'eau, ou mieux

encore de térébenthine, on balaye à sec le plancher pour que les bacilles de Koch quittent le sol où ils ne font de mal à personne, excepté à l'enfant qui rampe, pour passer dans l'air, où ils se trouvent en contact avec la muqueuse respiratoire de tous ceux qui habitent dans ces appartements. Or, si cette poussière monte vite, certaines particules sont si légères qu'elles retombent avec une lenteur extrême, si bien que douze heures après le balayage on a pu en trouver flottant encore dans l'air, et cela surtout dans les parties les plus rapprochées du sol, où respirent précisément les enfants.

On comprend, dans ces conditions, qu'un enfant puisse être infecté par le bacille de Koch, en habitant dans la chambre d'un phtisique ou d'un vieux tousseur.

II. — Inhalation de poussières humides.

L'infection par les gouttelettes, la *Tröpfcheninfektion* des auteurs allemands, a surtout été étudiée et démontrée par Flügge et ses élèves.

L'air expiré par un phtisique ne contient point de bacilles de Koch, et cela se laisse facilement démontrer. Plaçons-nous dans une chambre un peu obscure dans laquelle pénètre par une petite ouverture un rayon de soleil, et nous allons voir que l'air de cette chambre, qui nous paraissait pur et exempt de poussières, se montre, lorsqu'il est éclairé obliquement par le soleil, rempli de multitudes de poussières si légères qu'elles flottent dans l'air sans tomber, si ténues qu'elles sont invisibles pour notre œil et que seul l'éclairage oblique nous permet de les apercevoir.

Respirons dans ce rayon, et rien ne se modifie; mais, si nous parlons, si nous chantons, si nous toussons et surtout si nous éternuons, nous allons voir sortir de notre bouche, à chaque mouvement de nos lèvres, des multitudes, des milliers de gouttelettes si petites, si ténues, si légères, que, bien loin de tomber sur le sol comme les grosses gouttes de salive que l'on appelle vulgairement des *postillons*, elles flottent dans l'air pendant des heures en formant une « *atmosphère de poussières humides* » rayonnant à 1 mètre autour de l'orateur. S'il s'agit d'un phtisique qui parle ou qui tousse et que l'on recueille alors ces gouttelettes et qu'on les examine comme l'a fait Flügge, on y trouve des bacilles de Koch. Sans doute, on n'en trouve pas dans toutes les gouttelettes. Dans celles qui proviennent de la bouche, *gouttelettes buccales*, il y en a peu; dans celles qui proviennent des bronches, *gouttelettes bronchiques*, il y en a beaucoup plus

souvent. Il ne faut pas croire que tous les mots prononcés par un
phtisique, que tous les accès de toux infectent à coup sûr; aussi,
dans un contact rapide, l'enfant peut-il échapper au danger,
mais l'*atmosphère dangereuse* qui entoure le phtisique contient
toujours des gouttelettes infectées : il y en a tantôt plus, tantôt
moins, suivant les jours et suivant les circonstances ; aussi
suffit-il d'un contact quelque peu prolongé ou fréquent pour que
l'infection soit presque certaine. Voyez maintenant, le soir à la
lampe, bébé sur les genoux de son grand-papa, un vieux tousseur.
Ils regardent des images, ils causent, ils rient et toussent
ensemble, et ne voyez-vous pas derrière ce tableau poétique se
dresser devant vous le spectre de la tuberculose !

Quelle poussière est la plus dangereuse ? Est-ce la poussière
sèche ou la poussière en gouttelettes ? Logiquement, ce sont les
bacilles frais et vigoureux des gouttelettes qui doivent être
considérés comme plus dangereux et plus virulents que les
bacilles des poussières, car ces derniers ont subi tous plus ou
moins l'influence de la lumière diffuse et du soleil.

Que deviennent les poussières inhalées ? Les bacilles de Koch
aspirés avec les poussières ou avec les gouttelettes pénètrent
dans les bronches du bébé. Une partie de ces germes, retenus par
les cils vibratiles des bronches et englobés par le mucus microbicide qu'elles sécrètent, sont de nouveau expulsés sans avoir pu
faire du mal à l'organisme, mais les autres sont aspirés directement, et chez les animaux, même après une période d'inhalation
relativement courte, Cornet a pu constater les poussières déjà
fixées dans les alvéoles du poumon où les moyens de défense des
bronches n'existent plus.

Arrivés dans les alvéoles du poumon, les bacilles inhalés
traversent la muqueuse et pénètrent dans les voies lymphatiques, qu'ils suivent jusqu'au moment où ils sont arrêtés par les
grands postes de police, auxquels aboutissent toutes ces voies :
ce sont les *ganglions lymphatiques* du poumon. Ces ganglions
sont remplis d'agents de police et de gendarmes qui sont les globules blancs du sang, et qui opposent une barrière absolue aux
microbes ; aussi est-ce dans ces ganglions que la lutte s'organise
entre eux et le bacille.

Ainsi, c'est dans les ganglions qui entourent la bifurcation des
bronches et le hile des poumons, et que nous appelons à cause de
cela les *ganglions trachéo-bronchiques*, que nous trouvons la
localisation des bacilles de Koch qui ont pénétré dans les voies
respiratoires de l'enfant.

B. — *MUQUEUSE DES VOIES DIGESTIVES*

C'est avec le lait que boit l'enfant et avec la salive qu'il avale que le bacille de Koch pénètre dans ses voies digestives; aussi appelle-t-on en Allemagne cette forme de tuberculose la *tuberculose de déglutition*. Nous l'appelons la *tuberculose d'ingestion*. Cette tuberculose d'ingestion se divise donc tout naturellement en :

1º *Tuberculose bovine d'origine lactée*;

2º *Tuberculose humaine d'origine salivaire*.

I. — Tuberculose bovine.

On sait quelle est la fréquence de la tuberculose bovine qui, dans certains pays, atteint 40 à 50 p. 100 des vaches ; on sait que cette tuberculose, que l'on appelle la *pommelière*, ne s'observe pas seulement chez des vaches maigres, *étiques*, à peau collée sur les côtes, mais qu'elle atteint très souvent les plus beaux exemplaires primés à tous les concours. On sait depuis longtemps enfin que le lait cru, le beurre et même le fromage, surtout lorsqu'ils proviennent de vaches atteintes de mammite tuberculeuse, contiennent parfois des bacilles de Koch. Ostermann a même pu en compter 100 000 dans un centimètre cube de lait de laitier. Aussi les médecins d'enfants ont-ils de tout temps signalé le grand danger que courent les enfants au point de vue de l'infection tuberculeuse lorsqu'on leur donne du lait cru.

Je me souviens avec émotion que le professeur Gosse (de Genève), surmontant héroïquement sa douleur, a tenu à jeter lui-même un cri d'alarme dans tous les journaux de notre pays en montrant que sa propre fille avait succombé à une méningite tuberculeuse causée par l'ingestion de lait consommé cru, provenant d'une vache reconnue plus tard atteinte de mammite tuberculeuse.

Le professeur Behring attribue même à l'ingestion du lait tuberculeux une importance telle qu'il affirme que c'est la cause principale, non seulement de la tuberculose de l'enfant, mais de celle de l'adulte qui ne serait, comme il s'exprime, que la fin de la complainte chantée au berceau de l'enfant.

Personne donc ne contestait le danger du lait cru, il y a dix ans. Aussi, l'émotion du monde médical fut-elle immense, lorsque Koch, appuyé par son autorité incontestée et se basant sur de nombreuses expériences, vint, au Congrès de la tuberculose de Londres, ébranler toutes les idées reçues et admises jusque-là sur le lait cru.

Koch proclamait que la tuberculose bovine diffère entièrement
de la tuberculose humaine; qu'il y a deux bacilles de la tuberculose : le bacille type humain et le bacille type bovin ; que la
tuberculose humaine n'est pas contagieuse pour les vaches et
que, d'autre part, ni le lait, ni le beurre, ni le fromage provenant
d'animaux atteints de pommelière ne sont capables d'infecter
l'homme et que, par conséquent, il n'y a aucune nécessité de
prendre des mesures de prophylaxie contre la tuberculose
bovine.

Pour élucider cette troublante question de la transmissibilité
de la tuberculose bovine à l'homme, Koch proposait de suivre de
très près les cas avérés de mammite tuberculeuse chez les
vaches, en notant soigneusement la durée de la maladie et en
soumettant à une observation prolongée les personnes, notam-
ment les enfants, qui consommaient le lait, le beurre et le fromage
provenant de ces vaches. Le rôle de l'Office sanitaire impérial
allemand et de la grande Commission anglaise a consisté à re-
cueillir tous ces renseignements, en les complétant au besoin par
une nouvelle enquête, et à rechercher, dans les cas où ces personnes adultes ou enfants tomberaient malades, si l'on se trouvait
en présence de la tuberculose et si celle-ci était due au bacille du
type humain ou du type bovin. Cette enquête se poursuit encore,
mais les résultats connus actuellement permettent déjà d'affirmer que, s'il y a bien certainement deux formes de tuberculose : la
tuberculose humaine et la bovine, et deux types de bacilles qui se
laissent biologiquement différencier : le bacille humain et le bacille
bovin, il n'est pas exact de prétendre que le bacille bovin ne peut
infecter l'homme. C'est ce que démontrent les preuves que voici :

La Commission anglaise a pu constater le bacille bovin dans
17,5 p. 100 des 108 cas mortels de tuberculose infantile qu'elle a
examinés.

Park et Krumwiede trouvent le bacille bovin chez les enfants
morts de tuberculose dans 10 p. 100 des cas et Neufeld, de l'Office
impérial, constate ce même bacille 4 fois dans 40 cas
de tuberculose des nourrissons, et Oehlecker dans 10 p. 100.
Spronck, à Utrecht, admet même que 20 p. 100 des cas de tuberculose du nourrisson sont d'origine bovine. Ces faits ne sont pas
non plus exceptionnels dans notre pays, car M. le professeur
Beitzke, notre éminent professeur d'anatomie pathologique, a
constaté à Lausanne même plusieurs cas authentiques de tuberculose bovine chez des enfants.

Aussi les conclusions des deux grandes commissions, corro-
borées par toutes les observations subséquentes, sont-elles les
suivantes :

1° On observe assurément des cas de tuberculose bovine transmise à l'homme, mais ils sont rares et ne dépassent guère 10 p. 100, les cas de tuberculose d'origine humaine atteignant 90 p. 100.

2° La tuberculose bovine ne s'observe guère chez l'adulte ; elle atteint presque exclusivement les enfants au-dessous de quinze ans, et la grande majorité des cas s'observent dans les trois premières années, comme s'il se produisait une sorte d'immunité avec l'âge.

3° La tuberculose bovine est presque exclusivement une tuberculose d'ingestion, dont la porte d'entrée est le tube digestif; aussi sa localisation se produit-elle, dans 90 p. 100 des cas, dans les glandes qui entourent le canal intestinal : glandes dites scrofuleuses du cou et glandes mésentériques.

4° Cette tuberculose bovine est le plus souvent locale et par conséquent bénigne et entièrement curable ; mais, dans quelques cas, elle pénètre dans le sang en donnant lieu à une tuberculose généralisée qui cause une mort certaine.

C'est ce que démontre le tableau suivant dû à l'Office impérial et qui tient compte de tous les cas actuellement connus :

Localisation des bacilles du type bovin dans la tuberculose de l'enfant.

Tuberculose pulmonaire...............	0	
Tuberculose des os et jointures.......	4,3	p. 100 des cas.
Tuberculose méningée...............	10,3	—
Tuberculose miliaire.................	23,1	—
Tuberculose des glandes du cou......	40,7	—
Tuberculose des glandes mésentériques.	51,0	—

Il est à remarquer que, dans ces cas, figurent des enfants qui avaient des bacilles bovins à la fois dans plusieurs organes, de là les chiffres un peu étranges du pourcentage.

Si nous ajoutons à ces faits et à ces chiffres déjà suffisamment éloquents par eux-mêmes les recherches de Eber, de Orth et de leurs élèves qui démontrent qu'il n'est pas impossible que le bacille bovin ne se transforme très à la longue, en s'acclimatant dans l'organisme même de l'homme, en bacille type humain infiniment plus dangereux, nous voyons qu'il importe de conserver, sans l'exagérer, sans doute, la crainte salutaire que nous avions autrefois contre le lait cru provenant de vaches tuberculeuses et surtout atteintes de mammite tuberculeuse.

Le lait de vache cru ne doit donc être autorisé que s'il sort d'une étable où toutes les vaches ont été soumises à l'épreuve de la tuberculine et reconnues indemnes.

Dans tous les autres cas, le lait ne sera donné aux enfants que bouilli, stérilisé ou pasteurisé.

II. — Tuberculose d'origine salivaire.

Notre étude nous montre clairement toute l'importance du bacille humain qui est la cause de l'infection tuberculeuse de l'enfant, dans 90 p. 100 des cas.

Or ce bacille humain pénètre dans le tube digestif par l'intermédiaire de la salive, et c'est là la cause la plus importante de la tuberculose de l'enfant.

Nourrisson du premier semestre. — Chez le nourrisson encore immobile dans son berceau, les causes de l'infection salivaire sont peu nombreuses. Le bacille de Koch ne peut s'introduire dans la bouche de l'enfant et infecter sa salive que par : 1º le lait d'une femme tuberculeuse ; 2º les baisers ; 3º les doigts ; 4º les jouets.

1º *Le lait d'une mère tuberculeuse.* — Quelques auteurs ont trop simplifié la question en adaptant naïvement à l'espèce humaine les conclusions des expériences faites avec le lait de vaches tuberculeuses. Mais le lait de femme étant toujours consommé cru, la question a une tout autre importance pour l'avenir de l'enfant.

Nous avons vu que le lait de vache provenant d'une mammite tuberculeuse contient fréquemment des bacilles de Koch, mais la tuberculose du sein est si exceptionnelle chez la femme que ce fait ne joue pour ainsi dire aucun rôle dans l'espèce humaine, et cela d'autant plus que tout médecin consulté dans un cas semblable interdira d'emblée et sans aucune hésitation l'allaitement maternel.

Mais où le doute est permis, c'est lorsque la mère est atteinte d'une simple phtisie pulmonaire. Le lait ne peut-il pas, dans ces cas, contenir des bacilles de Koch et infecter l'enfant ? Les auteurs sont loin d'être d'accord sur cette question, pourtant d'importance capitale : alors que Schlossmann, Rabinowitch, Förster n'ont jamais trouvé de bacilles de Koch dans le lait de femme, Roger et Garnier, Escherich et Nonawitch ont pu démontrer leur présence chacun dans un cas. L'infection tuberculeuse du lait de femme paraît donc être exceptionnelle. Mais, tout dernièrement, Kuraschia et Yamada ont repris la question avec des méthodes nouvelles et sont arrivés à des conclusions bien différentes, puisqu'ils trouvent dans :

13 cas de tuberculose au 1er degré 10 fois des bacilles de Koch.
 5 —   —   2e — 5   —   —
 2 —   —   3e — 2   —   —

Le lait de femme tuberculeuse serait donc infecté 85 fois

sur 100; ce qui serait singulièrement grave si ces recherches étaient confirmées.

En tout cas, à l'heure actuelle on ne peut plus simplement nier la possibilité d'une infection par le lait d'une mère tuberculeuse, comme on le faisait autrefois. Mais, il faut le reconnaître, en pratique, cette cause d'infection ne paraît pas aussi sérieuse que sembleraient l'indiquer les recherches des auteurs japonais, car une statistique due à Deutsch constate que, sur seize enfants nourris par leurs mères tuberculeuses, cinq seulement sont devenus tuberculeux alors que quatre autres enfants de mères tuberculeuses nourris par des nourrices saines sont tous restés indemnes.

Nous devons donc, en présence de ces faits, déclarer qu'il n'est pas impossible que le lait d'une mère atteinte de phtisie pulmonaire simple puisse infecter son enfant, et conclure que *l'allaitement maternel doit être interdit à toute nourrice atteinte d'une tuberculose ouverte*, et cela d'autant plus que le bébé est encore exposé, grâce à ce contact intime, à une infection presque fatale par l'aspiration des gouttelettes respiratoires.

2° **Les baisers**. — Les lèvres d'une bouche phtisique sont ordinairement souillées par les crachats et par les gouttelettes de salive projetées par le malade. Que ces lèvres se posent sur les cheveux, le front, le visage, les mains du bébé ou sur sa bouche, le résultat est le même et conduit à l'infection de sa salive.

Le bébé, en effet, après avoir frotté les différentes parties de son visage avec ses petites mains, finit toujours par mettre ses doigts dans sa bouche. La même modalité d'infection se produit avec les *baisers de la mouche* qui transporte les bacilles du crachat où elle les a sucés sur le visage et sur la bouche de l'enfant.

3° Les **doigts** de la mère ou de la garde phtisique sont souvent souillés par des bacilles de Koch qui ont pu y être démontrés par différents auteurs, Dieudonné entre autres. Que ces doigts infectés se promènent sur le visage du bébé ou s'introduisent dans la bouche, là encore, et par la même succession de mouvements, la salive du bébé s'infectera.

4° **Les jouets**. — Les jouets que l'enfant porte continuellement à la bouche, qui est l'organe du tact chez le nourrisson, sont humides, et il est naturel qu'en tombant dans la poussière infectée d'un appartement de phtisique, ils s'y infectent eux-mêmes et infectent à leur tour la salive du bébé.

Parmi ces jouets, il en est un qui joue un rôle particulièrement néfaste et dont il faut parler, c'est le *suçon*. Je n'ignore pas que quelques médecins trouvent au suçon des qualités précieuses : il calme le bébé et il facilite considérablement la sécrétion de la

salive et du suc gastrique, comme Pfaundler l'a démontré. C'est
exact, mais, à côté de ces avantages, il offre de tels dangers d'infection qu'il vaut mieux le proscrire. Le suçon tout humide qui
tombe dans la poussière, la boue, les ordures, s'y souille de toutes
sortes de microbes. Et alors, le plus souvent sans le laver, pour
calmer les cris de l'enfant, on le lui redonne de suite. Quelquefois
on l'essuie — singulière désinfection — sur une manche sale et
plus souillée de microbes que le sol lui-même !

D'autres fois, la garde — plus soigneuse, notez qu'elle peut être
phtisique — lave le suçon dans sa propre salive avant de le remettre
dans la bouche du bébé. Étonnez-vous après cela si l'enfant
s'infecte des microbes les plus divers, parmi lesquels le bacille de
la tuberculose joue un rôle des plus important?

Nourrisson du deuxième semestre. — *Chez l'enfant qui
rampe,*ce sont les doigts souillés dans la poussière des chambres ou
dans la boue des chemins qui sont la source de l'infection, comme
Dieudonné, Preisich et Scherz l'ont révélé, en démontrant les
bacilles de Koch sur les doigts sales du bébé.

Cette cause d'infection, que l'on appelle en Allemagne, d'un mot
significatif, la *Schmier-und Schmutzinfektion*, est, de toutes les
causes d'infection tuberculeuse, la plus grave, car c'est à partir de
ce moment que la tuberculose, relativement rare, commence à
devenir fréquente chez l'enfant.

Sans doute tous les planchers et le sol de toutes les rues et de
tous les jardins publics ne sont pas souillés par les crachats et
les gouttelettes projetées par les phtisiques, mais le nombre des
tuberculoses ouvertes est suffisamment grand pour que beaucoup
le soient, car au soleil, comme Kirstein l'a démontré, les bacilles
vivent encore plus de dix jours, ils vivent quinze à vingt jours
dans la lumière diffuse et quarante à soixante jours dans la demi-
obscurité des alcôves et de certaines chambres-cuisines où vivent
entassés les membres des familles indigentes. C'est donc plus que
suffisant pour permettre à l'enfant qui est continuellement
occupé à ramper sur le plancher ou sur les briques du sol, et qui
ne s'interrompt que pour sucer ses doigts, de souiller ses mains
et, par leur intermédiaire, d'infecter sa salive.

C'est encore plus facile dehors, sur le banc devant la maison,
où le bébé plus âgé joue sous la garde du grand-père, souvent
un vieux tousseur, ou dans les jardins publics abrités où les
phtisiques vont jouir des derniers rayons du soleil de l'automne
et se chauffer aux premiers rayons du printemps, et où l'on mène
les enfants pour les abriter contre la bise. Les vieux toussent et
crachent, les enfants jouent avec le gravier, pétrissent de leurs
petites mains la terre souillée pour en faire des petits gâteaux et

mille choses charmantes, et ils ne s'interrompent que pour sucer leurs doigts. Voilà pourquoi il est utile de ne laisser jouer l'enfant soit dehors, soit dedans, que sur une couverture soigneusement lavée et repassée avec un fer bouillant, ce qui tue plus sûrement encore les microbes ; voilà pourquoi il est excellent de limiter ses ébats par la barrière circulaire d'un « manège » et de mettre dehors à sa disposition un tas de sable soigneusement lavé à l'eau bouillante et séché au soleil. Voilà pourquoi enfin il serait sage d'avertir le grand-père du danger qu'il fait courir à son petit favori, et, croyez-moi, il se le tiendrait pour dit : ne vaut-il pas mieux lui causer un gros chagrin, et même un grand crève-cœur, pendant qu'il en est temps encore, plutôt que d'attendre que l'irréparable soit accompli ?

Si nous résumons nos connaissances actuelles sur l'étiologie de la tuberculose du nourrisson, nous pouvons dire :

1° *Que la tuberculose congénitale d'origine germinative ou plus fréquemment placentaire est tout à fait exceptionnelle et ne joue pratiquement aucun rôle.*

2° *Que la tuberculose du nourrisson est presque toujours acquise et la conséquence d'une infection familiale dans laquelle la mère ou la sœur aînée jouent un rôle particulièrement redoutable lorsqu'elles sont atteintes de tuberculose ouverte.*

3° *Que la voie d'infection cutanée n'a qu'une importance extrêmement restreinte.*

4° *Que la voie d'infection habituelle se produit par la muqueuse respiratoire, grâce à l'inhalation des poussières sèches et des gouttelettes humides, et par celle du tube digestif, grâce au lait cru provenant de vaches tuberculeuses et grâce à l'infection de la salive par le lait, les baisers, les doigts de femme tuberculeuse ou par les bacilles qui souillent les joujoux et les doigts du bébé qui rampe sur le sol.*

II. — STATISTIQUES SUR LES CAUSES DE L'INFECTION

DE LA TUBERCULOSE DU NOURRISSON

Les statistiques sur l'étiologie de la tuberculose chez le nourrisson étudient d'abord la fréquence de cette maladie, ensuite les causes qui favorisent l'infection tuberculeuse du bébé. Ces statistiques sont excessivement nombreuses ; aussi ne résumerons-nous ici que les principales et les mieux documentées.

FRÉQUENCE DE LA TUBERCULOSE
DU NOURRISSON

Quelle est la fréquence de la tuberculose chez le nourrisson?

C'est là une question bien difficile à résoudre, car la réponse varie considérablement avec les auteurs et leurs procédés d'investigation.

MORBIDITÉ PAR TUBERCULOSE

Si nous voulions nous baser, pour apprécier la fréquence de la tuberculose, sur les statistiques de morbidité, nous arriverions à une appréciation très erronée, comme nous le prouvent les trois statistiques suivantes qui portent pourtant sur la même ville :

Morbidité par tuberculose à Berlin.

			Nourrissons vivants.
Statistique officielle :	26 nourrissons tuberculeux sur.		10 000
Asile de Finkelstein :	120 —	—	10 000
Hôpital Baginsky :	290 —	—	10 000

On voit par ces trois chiffres, tous trois portant sur la même époque et sur Berlin, combien les statistiques basées sur l'examen clinique sont trompeuses et combien elles dépendent de la personnalité du médecin.

ÉPREUVE A LA TUBERCULINE

Déja plus exacts sont les renseignements basés sur l'épreuve à la tuberculine.

Épreuve positive à la tuberculine.

Pirquet......	3	p. 100 des nourrissons examinés.	
Mantoux et Lemaire.....	2,4	—	—
Hamburger..........	4,5	—	—
Jacob............	7,3	—	—
Paisseau et Tixier.......	14,3	—	—

On arrive déjà, avec cette méthode, à une proportion sensiblement plus élevée, d'à peu près 6 à 7 p. 100 en moyenne. Mais il faut faire remarquer que les résultats dépendent grandement de la méthode employée : Pirquet ou Mantoux, ensuite que le bébé infecté de tuberculose ne répond que tardivement, souvent même après trois mois seulement, aux épreuves à la tuberculine, ce qui fausse le diagnostic. Nous pouvons en donner une preuve évidente par les résultats de notre clinique où tous les enfants entrant à

l'hôpital sont *pirquetisés* à droite et *mantousés* à gauche avec
1/10 de milligramme de vieille tuberculine. Nous arrivons :

Pirquet..................... 3 p. 100 de résultats positifs.
Mantoux.................. 9 p. 100   —

ce qui explique les divergences des auteurs. Notons que notre
chiffre de Mantoux concorde presque absolument avec celui donné
par les anatomo-pathologistes.

Moins exacte, parce que plus trompeuse, est la statistique basée
sur les rayons X, due à Comby :

1 à 3 mois.......... .... 18 p. 100
4 à 7 mois............................... 18   —
6 à 7 mois........................... 38   —

MORTALITÉ DU NOURRISSON PAR TUBERCULOSE

La meilleure de toutes les statistiques serait certainement celle
qui serait fondée sur les nécropsies, si *tous* les enfants de zéro à
un an étaient autopsiés dans les hôpitaux, ce qui n'est pas le cas.
C'est ce qui explique les chiffres si différents donnés par les
auteurs et qui vont de 2,5 p. 100, selon Frœbelius, à 20,3 p. 100,
d'après. Harbitz.

Mortalité tuberculeuse chez le nourrisson.

Auteurs.	Total des autopsies de nourrissons de 0 à 1 an.	Tuberculose p. 100.
Frœbelius..	16 581	2,5
Orth......................	287	3,4
Aronade......................	240	5,4
Cornet.......	748	5,9
Kossel....................	226	6,0
Biedert...................	1 308	6,8
Binsvangen...............	532	6,8
Stirnimann.................	591	7,1
Schlbach....................	1 157	7,8
Racynski	828	8,8
Monrad	357	9,2
Müller........	49	12,0
Albrecht......................	1 300	14,6
Hamburger.......\...........	154	15,0
Harbitz...................	123	20,3

Sans doute ces deux chiffres extrêmes s'expliquent. Frœbelius
a surtout autopsié des enfants nouveau-nés ou morts dans les
premières semaines, à un âge où la tuberculose est exceptionnelle.
Harbitz, par contre, a fait rentrer dans sa statistique les cas de
tuberculose latente, et c'est ce qui explique son pourcentage
élevé qui comprend tous les bébés bacillifères et tuberculeux,

alors que les autres auteurs ne comptent que les nourrissons morts de tuberculose.

Nous avons cherché à réunir toutes les statistiques que nous avons pu nous procurer et qui portent sur 25 000 bébés de zéro à un an; nous avons trouvé un pourcentage de *tuberculose du nourrisson de 8,7 p. 100.*

Ajoutons cependant que la statistique faite dans les hôpitaux est forcément incomplète et inexacte, puisque ce pourcentage ne porte que sur les enfants malades et non pas sur les nourrissons vivants.

CAUSES FAVORISANT L'INFECTION TUBERCULEUSE

Age. — L'âge joue un rôle important dans l'étiologie de la tuberculose.

Mortalité par tuberculose suivant l'âge.

	Heubner.	Hamburger.	Marfan.
0 à 3 mois	0,8	4	2
3 à 6 —	3,6	18	18
6 à 12 —	26,6	23	27

Calmson, qui a examiné tous les protocoles d'autopsie de Kiel, arrive aux conclusions suivantes :

Autopsies de 1890 à 1902.

Nouveau-nés	1 044	Tuberculeux	0
0 à 3 mois	1 438	—	1

Misozuchi a exercé le même contrôle sur les protocoles d'autopsie de Munich :

Autopsies de 1903 à 1910.

1 mois	10	Tuberculeux	0
1 à 3 mois	13	—	0
3 à 6 —	22	—	3
6 à 12 —	40	—	2

Toutes ces statistiques, qu'il serait facile de multiplier, démontrent que la tuberculose congénitale est extrêmement rare, que la tuberculose du premier semestre, caractérisée par l'infection acquise au berceau, est exceptionnelle, mais que la tuberculose du deuxième semestre, due à l'infection active de l'enfant qui se traine sur le sol et porte continuellement des poussières bacillifères à sa bouche, est fréquente, et que le quart des bébés en est déjà atteint.

Ces enfants nous démontrent l'extrême réceptivité du nourrisson pour la tuberculose, puisqu'il s'infecte dès que l'occasion s'en présente et d'autant plus rapidement que cette occasion devient plus fréquente.

Sexe. — Mme Mantoux insiste beaucoup sur la prédominance de la tuberculose chez les nourrissons de sexe masculin, alors que la plupart des autres auteurs concluent que la tuberculose frappe indifféremment garçons et filles.

Mais l'examen du travail de Mme Mantoux nous montre qu'elle n'a observé *chez le nourrisson* de zéro à un an que 45 garçons tuberculeux contre 43 filles, et que ce n'est que dans la deuxième année, c'est-à-dire dans la petite enfance, que le chiffre des garçons, qui sont plus exposés, par leurs jeux, à l'infection par les poussières bacillifères, peut devenir prédominant. Mais ajoutons que Misozuchi a trouvé exactement le contraire : 32 garçons sur 40 filles !

Le sexe ne paraît donc pas jouer un rôle considérable dans l'infection tuberculeuse. La cause de beaucoup la plus importante est le contact du bébé avec un tuberculeux, et ceci nous amène à examiner les statistiques sur la contagion familiale de la tuberculose.

Contagion familiale. — Comme nous l'avons déjà vu, c'est dans 95 p. 100 des cas que nous avons constaté, dans notre statistique personnelle, une contagion familiale, à la condition de prendre ce mot dans son acception la plus large : père, mère, enfants, vieux tousseur, c'est-à-dire tout ce qui touche de près ou de loin à la famille.

Hahn (1), dans son intéressant travail sur le pronostic de la tuberculose du nourrisson, a trouvé 39 cas dans lesquels il a pu déterminer la cause de l'infection :

Mère tuberculeuse	23	cas sur 39
Père tuberculeux	10	—
Père et mère tuberculeux	3	—
Un enfant tuberculeux	1	—
Vieux tousseur tuberculeux	2	—
Cause inconnue	30	— 69

Mme Mantoux, sur les 134 cas dont les antécédents héréditaires étaient notés sur les observations, constate :

Mère tuberculeuse	28	cas sur 60
Père tuberculeux	25	—
Père et mère tuberculeux	7	—
Cause inconnue	73	—

On le voit, la tuberculose des parents est certaine dans 50 p. 100 des cas et l'hérédité maternelle présente une gravité beaucoup plus considérable que celle du père.

(1) Hahn, *Monatsh. f. Kinderh.*, II, p. 534.

Le danger de la mère tuberculeuse a été souligné par tous les auteurs, et la plupart admettent que le contact d'un seul jour et même de quelques heures suffît pour causer l'infection. Rietschel cite même le cas d'un enfant qui ne fut en contact avec sa mère que pendant trente minutes, ce qui suffît pour produire une infection devenue mortelle à six mois, bien que l'enfant fût dès ce moment absolument séparé de sa mère.

Allaitement maternel. — Il est reconnu que les enfants nourris au sein sont plus résistants que les enfants allaités à la bouteille ; mais résistent-ils mieux à l'infection tuberculeuse ?

Hahn, sur 67 bébés tuberculeux, en trouve :

Nourris artificiellement	9
Nourris 2 mois au sein	23
Nourris 6 mois au sein	25
Nourris plus de 6 mois	10

Mme Mantoux, sur 130 nourrissons tuberculeux :

Allaitement au sein	46	cas.
Allaitement mixte	36	—
Nourris artificiellement	48	—

Nous trouvons donc ici une exception à la règle tant de fois soutenue que l'allaitement naturel protège le nourrisson contre l'infection. Ici, il la favorise parce que le lait de la mère est souvent bacillifère, mais surtout parce que l'allaitement maternel favorise l'infection et la réinfection du nourrisson.

Naissance légitime. — La statistique de Hahn, établie dans une ville où les naissances illégitimes sont fréquentes (56 p. 100 légitimes et 43 p. 100 illégitimes), lui a permis d'élucider cette question importante.

Sur 58 enfants tuberculeux, il trouve :

46 enfants légitimes	79,2	p. 100
12 enfants illégitimes	24,8	—

La tuberculose est plus fréquente chez les nourrissons légitimes que chez les illégitimes, ce qui semble étrange quand on pense à la mortalité considérable des enfants illégitimes en général. Mais ici ce fait peut s'expliquer par ce que les nourrissons illégitimes ont moins de causes d'infection à subir, d'abord parce que les parents sont jeunes et le plus souvent en bonne santé ; ensuite parce que, si le père est tuberculeux, il ne voit que bien rarement son enfant ; enfin parce que la mère est obligée de se séparer de suite de son enfant et, bien qu'elle soit tuberculeuse, le bébé a toutes les chances d'échapper à l'infection.

Appartements pauvres. — C'est encore parce que les contacts y sont plus fréquents, plus intimes et plus inévitables que nous trouvons beaucoup plus de nourrissons tuberculeux dans la classe pauvre et dans la classe ouvrière des grandes villes qui habitent des appartements petits, peu ensoleillés et le plus souvent encombrés.

Il n'y a qu'une seule exception à cette règle, qu'un nourrisson atteint de tuberculose provient toujours d'une famille tuberculeuse ou d'une famille dans laquelle il a pu être en contact avec un tuberculeux, c'est dans la *tuberculose latente.*

Sans douté, dans la tuberculose latente, l'enfant appartient à une famille tuberculeuse, et dans tous nos cas il était non seulement né d'une mère tuberculeuse, mais il avait été nourri par sa mère. Comment expliquer que, chez ces bébés, le bacille de Koch reste inerte dans l'organisme et que l'enfant tuberculisé ne devienne pas tuberculeux ? N'est-ce pas parce que la mère, atteinte d'une tuberculose fibreuse bien supportée, donne avec son sang, puis avec son lait, suffisamment d'anticorps au bébé pour que le bacille reste latent dans son organisme, tout comme le fait le spirochète dans la syphilis, ainsi que nous le démontre la loi de Colle ?

C'est ce que des recherches ultérieures démontreront peut-être.

En résumé, *la prédisposition du nourrisson à prendre la tuberculose est si grande que le bébé s'infecte dès qu'il se trouve en contact avec le bacille de Koch.*

Le nourrisson en séjour dans une famille tuberculeuse a d'autant plus de chances d'être infecté : que son contact avec ses parents tuberculeux est plus intime, que sa mère tuberculeuse le nourrit elle-même, que le ménage est uni plus légitimement et qu'il vit dans un logement plus modeste.

ANATOMIE PATHOLOGIQUE
DE LA TUBERCULOSE DU NOURRISSON

Après avoir étudié les voies de pénétration du bacille de Koch dans l'organisme du nourrisson, il nous importe maintenant d'élucider les trois questions suivantes :

1º Où se localisent les bacilles de Koch?

2º Quelles sont les lésions qu'ils produisent?

3º Quelle est la marche de ces lésions ?

I. — LOCALISATION DU BACILLE DE KOCH

Nous avons vu que les bacilles de Koch pénètrent dans l'organisme par deux voies différentes, ce qui permet de les distinguer en deux groupes : les *bacilles inhalés* et les *bacilles ingérés*.

A. — LOCALISATION DES BACILLES DE KOCH INHALÉS

Les bacilles inhalés ou aspirés, en grande majorité, tombent sur la muqueuse respiratoire, et de là, pénètrent dans un organisme neuf dépourvu de toute organisation de défense, ils traversent cette muqueuse sans rencontrer aucun obstacle ni aucune opposition et le plus souvent sans même laisser la moindre trace de leur passage (Beitzke), et gagnent les vaisseaux lymphatiques. Ils sont ainsi entraînés par le courant lymphatique jusque dans les ganglions régionaux qui entourent ici la bifurcation de la trachée et les grosses bronches et ils s'y localisent, en constituant l'*adénopathie trachéo-bronchique tuberculeuse du nourrisson*.

Quelques auteurs cependant affirment qu'en cherchant bien on trouve presque toujours une seconde lésion strictement pulmonaire, indiquant le lieu et la trace du passage du bacille à travers la muqueuse respiratoire, en constituant le *vrai chancre d'inocu-*

lation. Que cette seconde lésion pulmonaire s'observe souvent, aucun doute ; mais que la lésion pulmonaire soit toujours primitive, c'est ce que beaucoup d'auteurs n'admettent pas. Sans vouloir dès maintenant prendre part à cette discussion, qu'il nous soit permis de dire que nous avons observé plusieurs cas dans lesquels, malgré une recherche minutieuse, il a été impossible de trouver le chancre primitif d'inoculation.

Arrivés dans les ganglions, les bacilles entrent en lutte avec les lymphocytes qui ont été attirés par l'enveloppe cireuse des bacilles de Koch et qui sont puissamment armés contre eux grâce à leur ferment lipolytique qui dissout cette enveloppe protectrice. Aussi, dans nombre de cas, le bacille est-il rapidement détruit et le bébé reste-t-il pour cette fois indemne de toute tuberculose.

Dans une deuxième forme, *tuberculose latente*, les bacilles inhalés restent intacts et vivants dans le ganglion, mais ils sont incapables d'y produire des lésions spécifiques ; aussi, dans ces cas, comme Bartel l'a démontré, ne se produit-il pas de tuberculose ganglionnaire, mais une hypertrophie simple du ganglion. Cette *tuberculose latente* peut durer des mois et rester si bien latente que, si l'enfant meurt accidentellement pendant ce temps, il n'est pas possible de démontrer anatomiquement chez lui l'existence de la tuberculose que la réaction locale à la tuberculine qui est positive fait prévoir cliniquement et que l'inoculation des ganglions au cobaye démontre seule sûrement.

Mais, dans la grande majorité des cas, les ganglions sont moins bien défendus et le terrain plus favorable au développement des bacilles de Koch, aussi se produit-il des tubercules qui les englobent et qui infiltrent peu à peu le tissu ganglionnaire, en déterminant à la longue une caséification plus ou moins complète des ganglions infectés.

Dans la tuberculose d'inhalation, ce sont donc les ganglions trachéo-bronchiques, et en premier lieu, d'après Beitzke, le groupe trachéo-bronchique droit, qui forment *la première et la plus importante des localisations de la tuberculose chez le nourrisson.*

Alors en effet que l'on constate cette localisation déjà dans 85 p. 100 des cas chez le petit et chez le grand enfant, la tuberculose paraît s'y localiser plus fréquemment encore chez le nourrisson. Fræbelius a en effet trouvé, dans 416 autopsies de nourrissons tuberculeux, 413 fois, soit 99 p. 100 des cas, la tuberculose localisée dans les ganglions trachéo-bronchiques, alors qu'il ne trouve de la tuberculose dans les ganglions mésentériques que dans 67 cas, soit dans 16 p. 100 des cas seulement.

B. — LOCALISATION DES BACILLES DE KOCH AVALÉS

Que deviennent les bacilles avalés avec le lait cru ou la salive et qui ne sont pas aspirés dans les bronches?

Ganglions scrofuleux. — Les uns pénètrent par la muqueuse gingivale et, suivant les voies lymphatiques, vont se loger dans les ganglions sous-maxillaires. D'autres pénètrent par les amygdales et s'arrêtent dans les ganglions rétro-maxillaires ; d'autres enfin pénètrent dans le pharynx et se logent dans les ganglions de la nuque.

Ces trois groupes ganglionnaires constituent les *ganglions scrofuleux du cou* qui forment la *deuxième localisation de la tuberculose infantile* où l'on peut les trouver dans 10 p. 100 des cas chez le petit enfant. Il est difficile de déterminer la fréquence de cette localisation chez le nourrisson, les autopsies sur lesquelles se basent ces recherches ne portant presque jamais sur les ganglions sous-maxillaires, les ganglions de la nuque et les ganglions sus-claviculaires. Les recherches cliniques, par contre, démontrent que si elle ne forme jamais l'unique localisation de la tuberculose, comme cela s'observe chez l'enfant plus âgé, la *macropolyadénie tuberculeuse cervicale*, comme nous l'appelons, est *fréquente chez le nourrisson* comme symptôme de l'infection tuberculeuse généralisée.

Ganglions mésentériques. — La grande majorité des bacilles contenus dans la salive sont avalés et pénètrent aussi dans le tube digestif où ils sont en grande partie détruits. Une petite partie traverse parfois la muqueuse digestive sans y laisser de chancre caractéristique et se localise dans les glandes mésentériques, en constituant ainsi la troisième localisation de la tuberculose infantile que l'on appelait autrefois le *carreau* et que nous appelons le *tabes mésaraïque.*

Cette forme est plus rare que les deux autres chez l'enfant plus âgé et ne s'observe guère chez eux que dans 5 p. 100 des cas ; mais elle paraît infiniment plus fréquente chez le nourrisson où cette localisation sur l'intestin et les glandes correspondantes a été constatée par Frœbelius dans 112 cas sur 416, soit dans 26 p. 100 des cas.

Cela peut paraître étrange au premier abord que cette rareté relative de la localisation digestive vis-à-vis de la localisation pulmonaire, étant données l'importance de l'infection digestive que nous venons de relater et la quantité considérable de bacilles de Koch avalés par les bébés qui rampent dans les maisons de phtisiques.

Cela tient à ce que l'intestin est admirablement organisé pour se défendre contre les microbes. Flügge n'a-t-il pas démontré que, pour produire une infection tuberculeuse artificielle de l'intestin, il faut six millions de fois plus de bacilles que pour infecter la muqueuse respiratoire du même animal?

Cela s'explique ensuite, comme le fait remarquer Beitzke, par le fait que les poumons contiennent une quantité considérable d'oxygène; or l'oxygène est indispensable au développement du bacille de Koch.

Cela s'explique encore par le fait que le poumon ne contient presque pas de ferments cellulaires, alors que les glandes salivaires, les glandes stomacales, le pancréas et le foie déversent à l'entrée du tube digestif une quantité énorme de ferments qui détruisent de fortes proportions de bacilles de Koch.

Enfin, n'oublions pas que l'intestin, réceptacle de millions de microbes, est habitué à se défendre contre eux, qu'il est donc en partie vacciné et insensibilisé vis-à-vis des infections microbiennes. Tous ces faits expliquent pourquoi, lorsqu'un bacille de Koch tombe sur la muqueuse intestinale, il a toutes les chances d'être détruit; lorsqu'il tombe sur la muqueuse respiratoire, il y trouve des conditions de développement infiniment plus favorables; aussi, malgré l'abondance des bacilles de Koch déglutis, n'observons-nous que rarement la localisation de la tuberculose dans les glandes intestinales de l'enfant.

Nous devons donc conclure *que si, chez l'enfant, la voie digestive est la voie d'infection principale, c'est bien dans les ganglions trachéo-bronchiques que se trouve la localisation prédominante de la tuberculose.*

Mais comment se peut-il qu'avec une voie d'infection digestive prédominante, la tuberculose infantile se localise avec prédilection dans les ganglions bronchiques? C'est une question qui a longuement occupé et préoccupé les médecins d'enfants et les pathologistes, et c'est notre savant collègue M. Beitzke qui a pu arriver à nous donner la solution de ce problème si difficile, après y avoir consacré plusieurs travaux extrêmement intéressants.

M. Beitzke s'est tout d'abord attaché à réfuter les deux explications données par les auteurs qui l'ont précédé dans cette étude. Pour les uns, en effet, et nous citerons Aufrecht et Pottenger, les bacilles de Koch pénétrant avec le lait ou la salive dans la bouche et dans la gorge traverseraient les voies digestives supérieures (dents, amygdales, pharynx) sans y laisser de traces, pénétreraient dans les ganglions lymphatiques correspondants qu'ils traverseraient pour arriver dans les voies lymphatiques des glandes trachéo-bronchiques avec lesquelles ils communiqueraient.

M. Beitzke a fait justice de cette hypothèse en démontrant que si ces deux voies lymphatiques descendante et ascendante communiquent près de leur embouchure dans la veine sous-clavière, les deux courants lymphatiques allant en sens inverse ne peuvent ni se refouler ni se pénétrer à cause des valvules qui les en empêchent.

Pour les autres, parmi lesquels nous citerons les noms illustres de Behring et Calmette, les bacilles traversent la muqueuse digestive sans s'y arrêter et pénètrent dans les glandes mésentériques. Le plus grand nombre s'y localisent et meurent dans la lutte avec les lymphocytes ; d'autres traversent les ganglions et arrivent soit par le canal thoracique (Orth), soit par la veine porte (Wrozcsek), directement dans le sang, et c'est le sang (*voie hématogène*) qui les lance dans les glandes trachéo-bronchiques où ils restent fixés.

Cette voie hématogène n'est pas une impossibilité anatomique, car on a cité des méningites, des tuberculoses chirurgicales, des tuberculoses généralisées causées par le bacille bovin. Or le bacille bovin ne peut pénétrer dans l'organisme qu'englobé dans du lait ; c'est donc avec lui qu'il arrive jusque dans l'estomac et l'intestin d'où il n'y a plus que la voie hématogène pour le conduire au cerveau et aux os où on l'a constaté.

Mais cette voie hématogène n'a pas encore été démontrée pour les ganglions trachéo-bronchiques, et M. Beitzke, en se basant sur de nombreuses expériences et de patientes recherches, la met directement en doute pour la tuberculose trachéo-bronchique de l'enfant.

Ce n'est donc pas par voie lymphogène descendante, ni par voie hématogène que les bacilles de Koch introduits dans les voies digestives arrivent dans les ganglions bronchiques ; le mécanisme est beaucoup plus simple : ils sont tout simplement *aspirés par le courant respiratoire*, et M. Beitzke en donne une démonstration fort élégante.

En effet, dans le pharynx les voies respiratoire et digestive se croisent ; il n'est donc pas étonnant de voir le courant inspiratoire aspirer dans le pharynx les gouttelettes de salive contenant les bacilles de Koch. En donnant à manger à des lapins, avec leur nourriture, des germes facilement reconnaissables et en les sacrifiant une demi-heure après, M. Beitzke trouve ces germes déjà dans les voies respiratoires et même dans les alvéoles pulmonaires, alors qu'il n'y en a pas encore ni dans les lymphatiques, ni dans le sang, ni dans les autres organes. Cette expérience très remarquable explique pourquoi les quelques germes que l'on trouve normalement dans tout arbre bronchique sont les mêmes que ceux qui se trouvent dans la bouche et le pharynx.

Uffenheimer a même pu confirmer ce fait, en démontrant que des bacilles déjà complètement déglutis dans l'estomac pouvaient être ramenés dans le pharynx par un renvoi stomacal et aspirés par l'arbre bronchique.

L'infection des ganglions trachéo-bronchiques se fait donc surtout par l'aspiration de gouttelettes de salive, infectée par les doigts de l'enfant, et plus rarement par l'inhalation de poussières sèches et humides qui flottent dans l'air des chambres de phtisiques.

II. — LES LÉSIONS

Les lésions produites par le bacille de Koch dans l'organisme du nourrisson sont-elles différentes de celles que l'on observe chez le grand enfant et chez l'adulte ? C'est l'opinion de Schlossmann.

Mais Mönkeberg, qui a consacré une excellente étude à la pathologie des tissus dans l'enfance, ne partage pas cet avis (1) : « Le bacille de Koch étant le même chez l'adulte et chez l'enfant, dit-il, les différences observées dans la marche de la maladie et dans l'apparence des lésions ne doivent pas tenir à la cause, mais bien au terrain. Les processus de réaction suivant les mêmes lois chez l'adulte et chez l'enfant, les différences de réaction que l'on observe chez le nourrisson ne peuvent s'expliquer que par des différences d'intensité de ces mêmes réactions. »

Le bacille de la tuberculose, en pénétrant dans les tissus sains, y produit tout d'abord une altération dégénérative qui se combine bientôt avec des processus d'exsudation et de prolifération.

La première manifestation du bacille de Koch est caractérisée par la formation du tubercule, lésion de caractère si spécifique qu'elle avait rendu possible le diagnostic de la tuberculose longtemps avant la découverte du bacille de Koch.

Le tubercule est une petite tumeur dépourvue de vaisseaux, formée de cellules épithélioïdes et qui a une grande tendance à se caséifier. L'absence de vaisseaux, le groupement des cellules épithélioïdes et la caséification, tels sont les trois signes principaux qui, mieux que les cellules géantes, caractérisent le tubercule, car ils ne se produisent que sous l'influence du bacille de Koch ou de ses sécrétions.

Formation du tubercule. — Le bacille de Koch produit

____

(1) Mönkeberg, Bruning et Schwalbe, I, p. 42 à 153.

tout d'abord, grâce à ses sécrétions, une desquamation avec dégénérescence des cellules épithéliales ou des cellules endothéliales voisines avec fonte rapide du tissu élastique avoisinant. Puis, attirés par l'appel chimiotactique, on voit apparaître autour du bacille de nombreux lymphocytes suivis de leucocytes polynucléaires qui engagent la lutte avec le bacille, les premiers avec leur ferment lipolytique destiné à détruire l'enveloppe cireuse protectrice, les seconds avec leur ferment protéolytique qui s'attaque au protoplasma mis à nu. Si le bacille n'est pas détruit dans ce premier engagement, le bacille se voit entouré par une abondante prolifération de cellules fixes que l'on nomme *épithélioïdes*, que la présence du poison tuberculeux n'empêche pas de se reproduire, mais qui sont suffisamment lésées par le poison bacillaire pour ne plus pouvoir sécréter de substance intercellulaire capable de s'organiser en tissu conjonctif avec vaisseaux de nouvelle formation. On peut encore citer comme preuve de l'état de souffrance des cellules épithélioïdes leur arrangement en « Wirtel », la partie de la cellule touchant le centre du tubercule étant déjà coagulée, et leur transformation fréquente en cellules géantes, cellules dans lesquelles les noyaux seuls prolifèrent encore, alors que le protoplasma est déjà coagulé.

1° TUBERCULOSE PLASTIQUE

Les lésions tuberculeuses plastiques se présentent sous deux formes principales : le tubercule miliaire et le foyer caséifié.

LE TUBERCULE MILIAIRE. — On distingue plusieurs espèces de tubercules miliaires : le *tubercule à cellules épithélioïdes*. C'est le tubercule à son stade primitif, tel que nous venons de le décrire, composé presque uniquement des cellules épithélioïdes qui sont serrées les unes contre les autres sans substance intercellulaire. On y trouve cependant quelques leucocytes et des lymphocytes. Ceux-ci peuvent même entourer complètement les cellules épithélioïdes en formant tout autour une zone de démarcation complète.

Ce tubercule peut présenter des signes de dégénérescence.

L'apparition des cellules géantes qui sont, comme nous l'avons vu, des cellules épithélioïdes dont le protoplasma déjà coagulé ne peut plus se diviser, alors que le noyau se divise et se multiplie, représente le premier degré de dégénérescence : *tubercule à cellules géantes*.

Le second degré, qui se produit avec ou sans cellules géantes, est la caséification qui commence toujours au centre du tubercule, et s'étend peu à peu à la périphérie : *tubercule caséifié*.

Telles sont les trois formes principales de tubercules miliaires que l'on peut du reste rencontrer toutes à la fois dans le même poumon, ou dans le même organe du nourrisson atteint de miliaire, et même dans l'enveloppe conjonctive qui les entoure.

LE FOYER CASÉIFIÉ. — Le foyer caséifié s'observe avec prédi-

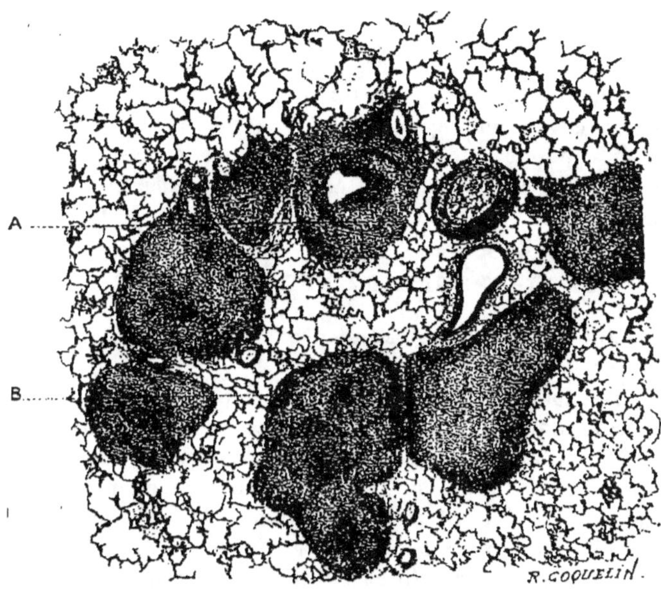

Fig. 1. — Granulation péribronchique (A), véritable nodule microscopique entouré de petits tubercules. Ces tubercules sont pourvus de cellules géantes; certains sont en voie de caséification.

lection chez le nourrisson; il se forme chaque fois que de nombreux tubercules miliaires se développent si près les uns des autres qu'ils confluent ensemble. Les tubercules situés au centre, éloignés de toute circulation capable de les nourrir, se caséifient entièrement; ceux qui sont situés à la périphérie se voient bientôt entourés de nouveaux tubercules qui se caséifient à leur tour. C'est ainsi que se développent des foyers caséeux énormes, vraies tumeurs qui s'accroissent continuellement par leur périphérie en se caséifiant au centre.

Lorsqu'ils se forment dans les ganglions, on parle de *foyers caséeux ganglionnaires*. Lorsqu'ils se produisent à l'état isolé dans un organe, on les appelle *tubercules solitaires* ou *tuberculomes*.

PROCESSUS DE GUÉRISON DES FOYERS TUBERCULEUX. — Si, pour une raison ou pour une autre, l'influence des bacilles de Koch contenus dans un tubercule ou dans un foyer caséeux s'affaiblit, les cellules épithélioïdes de la périphérie recouvrent leur fonction ; elles sécrètent leur substance intercellulaire qui s'organise en tissu conjonctif qui devient de plus en plus cicatriciel. Si la masse caséeuse n'est pas trop considérable, on peut voir alors, avec la cessation progressive de l'influence nocive du bacille, se produire une résorption de la substance caséifiée qui se transforme en entier en tissu cicatriciel : *tubercule à foyer fibreux.*

Si le foyer est trop considérable, le tissu conjonctif isole la masse caséeuse des tissus avoisinants, en formant tout autour une capsule cicatricielle épaisse : *tubercule à foyer enkysté.*

Celui-ci contient soit une masse caséeuse épaisse, soit une masse ramollie, soit des sels de chaux fixes, *tubercule à foyer calcifié.*

2° TUBERCULOSE INFLAMMATOIRE

Le bacille de Koch peut aussi provoquer une *inflammation spécifique* : la PNEUMONIE CASÉEUSE.

Lorsqu'un lobe ou un lobule pulmonaire est inondé de bacilles, il se forme dans les alvéoles une desquamation intense de l'épithélium : *pneumonie desquamative*, à laquelle succède une exsudation séreuse contenant un peu de fibrine et une quantité de cellules rondes à petit noyau qui donne à la coupe du poumon un aspect gélatineux : *pneumonie gélatineuse.* Puis cet exsudat se caséifie, le tissu conjonctif et le tissu élastique disparaissent, et bientôt bronches, vaisseaux et tout le lobe ou le lobule pulmonaire se transforment en une masse blanchâtre caséifiée : *pneumonie ou bronchopneumonie caséeuse.*

Dans une quatrième période, enfin, on peut voir toute la masse caséeuse se ramollir et donner lieu à une *vomique.*

III. — MARCHE DES LÉSIONS TUBERCULEUSES

Le virus tuberculeux pénétrant dans l'organisme de l'adulte y trouve un terrain déjà habitué et adapté à la lutte contre le bacille de la tuberculose, l'adulte de nos pays pouvant être regardé comme un tuberculeux infantile guéri. Le bacille se trouve donc en présence de tout un système de défenses locales et générales soigneusement préparées et qui entrent en jeu au moment même de l'attaque ; aussi la lutte reste-t-elle locale au niveau même de la porte d'entrée, sur la peau ou sur la muqueuse où se développent des ulcérations spécifiques cutanées, intestinales ou pulmonaires.

La première conséquence est que, chez l'adulte, la maladie reste localisée le plus souvent dans le poumon ; la seconde est qu'elle reste ouverte, c'est-à-dire en communication avec l'oxygène de l'air si favorable aux bacilles de Koch et avec les microbes de l'air qui provoquent des infections secondaires, lesquelles augmentent le danger d'infection pour le malade.

La troisième conséquence est que l'ulcération reste, par le crachat et les gouttelettes, en cotnact avec l'entourage, ce qui augmente le danger d'infection du voisinage.

Chez l'enfant, le bacille s'implante dans un organisme neuf sans défense locale, ni générale ; il traverse donc sans aucune difficulté la muqueuse, pénètre dans les lymphatiques et, par eux, arrive dans le ganglion lymphatique où la lutte va se développer.

La première conséquence est que la lutte se produit dans les ganglions correspondants à la muqueuse, le plus souvent les glandes trachéo-bronchiques, et que les symptômes qui en résultent ne sont pas des symptômes locaux, mais des symptômes généraux d'anémie, de nervosité ou de dyspepsie causés par la tuberculotoxine qui circule dans tout l'organisme. La seconde conséquence est que la tuberculose reste fermée, et qu'elle n'a aucune tendance aux infections secondaires, si dangereuses pour le malade.

La troisième enfin est que les bacilles enfermés dans les ganglions ne communiquent pas avec l'air extérieur, ce qui supprimé tout danger pour le voisinage.

On le voit, chose providentielle, l'absence de défense de l'enfant rend la tuberculose moins dangereuse pour lui et moins dangereuse pour les autres, et, pour peu qu'il soit dans de bonnes conditions de nourriture, d'air et de lumière, pour peu que l'on puisse lui éviter le surmenage physique, moral et intellectuel, enfin pour peu qu'il évite la rougeole, la coqueluche, la grippe, maladies tuberculisantes par excellence, le mal a toutes les chances de rester local et de guérir complètement avant l'adolescence.

Mais il n'en est malheureusement plus de même chez le nourrisson : non seulement l'enfant est à cet âge complètement dépourvu de défenses locales de la peau et des muqueuses, mais la défense lymphatique, si excellente chez le petit et le grand enfant, est chez lui à peine ébauchée ; *aussi, plus le nourrisson est infecté jeune, plus grave est la maladie, plus sérieuse sa tendance à la généralisation.*

On retrouve donc ici ce que l'on observe chez les peuplades qui n'ont jamais été atteintes par la tuberculose, comme les Bassuntos et certaines peuplades nègres : la tuberculose affecte chez eux presque toujours une forme rapidement envahissante, évoluant en quelques mois avec toutes les allures d'une maladie aiguë : la *phtisie galopante.*

Quatre caractères sont en effet particuliers à la tuberculose du nourrisson :

1º La GRAVITÉ DES LÉSIONS qui dépassent en profondeur toutes les prévisions, cliniques, même les plus pessimistes ;

2º L'ÉTENDUE DES LÉSIONS qui sont presque toujours diffuses, plus ou moins généralisées et qui tendent à dépasser la barrière ganglionnaire qui n'oppose chez eux qu'une faible résistance ;

3º L'ABSENCE DES PROCESSUS DE RÉACTION CURATIVE fibreuse ou calcaire, si fréquente déjà chez le petit enfant, si générale chez le grand enfant ;

4º La MARCHE RAPIDE, galopante de la généralisation qui, en quelques semaines ou en quelques mois au plus, conduit l'enfant de l'infection à la localisation ganglionnaire et de celle-ci aux formes généralisées et à la mort.

IV. — LA TUBERCULOSE DU NOURRISSON

Si, au point de vue clinique, il est souvent bien difficile de savoir si le nourrisson doit être placé dans une des formes localisées ou dans une des formes généralisées de la tuberculose, et cela d'autant plus qu'après peu de semaines on trouve l'enfant diagnostiqué : *forme locale* tendant à une généralisation évidente, il n'en est pas de même en anatomie pathologique où nous trouvons des tableaux anatomiques nettement différenciés les uns des autres.

Nous étudierons d'abord les formes localisées de la tuberculose.

1º TUBERCULOSES LOCALISÉES

Le bacille de la tuberculose, pénétrant dans les voies respiratoires, traverse la muqueuse le plus souvent sans y laisser la moindre trace ; il gagne le courant lymphatique et arrive, avec les particules de charbon inhalées, dans les ganglions lymphatiques.

Là il peut être détruit sans laisser la moindre trace.

Rarement le bacille ne développe dans le ganglion qu'une réaction minime, non spécifique, il reste latent sans perdre sa virulence, mais sans déterminer la moindre lésion spécifique que le microscope puisse déceler : *tuberculose latente.*

Mais habituellement le bacille de Koch produit dans les ganglions des désordres graves, nettement visibles même à l'œil nu et qui sont si caractéristiques que, longtemps avant la découverte du bacille, ils avaient permis de faire le diagnostic de la maladie : *tuberculose apparente.*

Tuberculose latente. — C'est à Baumgarten que nous devons la notion théorique de la latence tuberculeuse. Baumgarten, en effet, pour défendre sa notion de l'infection congénitale de la tuberculose, admettait que le bacille de Koch pouvait séjourner dans l'organisme de l'enfant pendant des mois et des années sans produire la moindre lésion, mais sans perdre sa virulence, car, transporté ailleurs par le courant lymphatique ou activé par une maladie intercurrente, il devenait capable de déterminer une tuberculose floride.

Cette hypothèse a été rendue plausible par les recherches de Bartel, de Weichselbaum (1) et de Harbitz.

Bartel et Weichselbaum ont examiné microscopiquement et injecté aux cobayes les ganglions du cou, des bronches et du mésentère d'enfants suspects, morts sans présenter aucune lésion tuberculeuse, et, sur dix-huit enfants, huit donnèrent un résultat positif. Harbitz arrive à la même conclusion en étendant ses recherches aussi aux nourrissons. Heubner, Schlossmann, Behring confirment ces résultats au point de vue clinique et nous-même avons observé plusieurs cas chez des nourrissons, qui seraient inexplicables si nous ne pouvions pas admettre la tuberculose latente.

La seule question qui soit douteuse est celle-ci : la tuberculose peut-elle rester latente des années, comme le soutient Behring, qui admet que la tuberculose de l'adulte est le plus souvent une reviviscence d'une tuberculose latente, dont l'infection remonte aux premières semaines de la vie ? N'a-t-elle qu'une durée extrêmement éphémère, comme le soutiennent Rietschel, Harbitz qui croit qu'elle ne dépasse pas huit semaines, ou Sitzenfrey qui lui accorde une durée maxima de six mois ? Voilà ce que seules des expériences futures démontreront d'une manière sûre.

Mais le fait même que Behring, et d'autres pédiatres, excellents observateurs, ne craignent pas d'admettre une latence prolongée, nous oblige à examiner si la loi bien connue et généralement admise à l'heure actuelle : que le nourrisson n'offre aucune résistance à l'infection tuberculeuse, ne présente pas des exceptions.

Un auteur de grand mérite, le professeur agrégé Cruchet (de Bordeaux), insiste (2) sur la double tendance, si remarquable

<hr>

(1) Weichselbaum, *Berl. Klin.*, 1905, n° X.
(2) Cruchet, *Journ. de méd. de Bordeaux*, 1913, p. 34.

et en apparence si contradictoire, de la tuberculose du nourrisson à rester latente ou à se généraliser.

Pour peu cependant qu'on y réfléchisse, cette tendance à la symbiose de l'organisme du nourrisson et du bacille de Koch paraît moins surprenante.

Ayant pu constater cliniquement des cas authentiques de tuberculose latente du nourrisson, je me suis demandé quelle pouvait être la cause qui rend l'organisme de certains nourrissons plus résistant et qui oblige le bacille de Koch à rester ainsi inerte et sans pouvoir offensif. Or si mes cas étaient ceux d'enfants hypotrophiques et par conséquent peu résistants, ils étaient nés d'une mère tuberculeuse, atteinte de tuberculose ancienne, chronique, apyrétique et admirablement tolérée.

L'hypothèse s'impose donc que ces bébés sont venus au monde avec un organisme déjà adapté au bacille de Koch et avec un sang abondamment pourvu d'anticorps.

Infectés les premiers jours de leur vie, pendant cette période de défense organisée, leurs ganglions tolèrent les bacilles sans les détruire, tout en leur opposant une barrière défensive puissante, car, dans tous ces cas, nous avons trouvé microscopiquement une hypertrophie et une hyperplasie du tissu ganglionnaire.

TUBERCULOSE APPARENTE. — Nous l'avons vu, dans la grande majorité des cas, les bacilles de Koch pénétrant dans le courant lymphatique arrivent dans les glandes lymphatiques correspondantes et s'y fixent. La plupart des auteurs considèrent que la porte d'entrée ne garde aucune trace de l'invasion ; d'autres, tout en admettant un chancre d'entrée, mais constatant sa disparition fréquente, croient à sa cicatrisation rapide ; d'autres enfin affirment que le poumon reste rarement indemne, et Trepinsky, sur 178 autopsies, Misoguchi, sur 72, ont trouvé dans tous les cas 100 p. 100 des lésions pulmonaires tuberculeuses, accompagnant la tuberculose ganglionnaire trachéo bronchique, mais ces lésions étaient souvent extrêmement légères et demandaient à être cherchées. Ribbert fait remarquer que, dans la grande majorité des cas, ces petits foyers *ne sont pas des foyers pulmonaires primitifs*, mais bien des *foyers ganglionnaires secondaires*.

Heller a, en effet, démontré que toutes les bronches étaient accompagnées, jusqu'en dessous de la plèvre, de petits amas lymphoïdes variant de la grosseur d'une tête d'épingle à celle d'un petit pois et qui communiquent, en devenant de plus en plus volumineux, avec les ganglions du hile. Ces amas lymphoïdes sont de vrais ganglions qui contiennent toujours beaucoup de charbon et qui fonctionnent vis-à-vis des corps étrangers et des microbes comme les ganglions du hile. Si donc des bacilles de Koch sont inhalés, ils peuvent parfaitement former de petits foyers qui sont superficiels et sous-pleuraux, mais qui n'en sont pas moins des *foyers d'adénopathie tuberculeuse.*

Ce sont des foyers ronds, de la grosseur d'un petit pois ou d'une cerise, que l'on peut voir sous la plèvre, et même sentir au toucher quand ils sont situés le long des bronchioles. Le plus souvent ce foyer intrapulmonaire est solitaire ; quelquefois il y en a deux ou trois dans le même lobe. A la coupe, ces foyers sont formés d'un caséum plus ou moins ramolli, limités du côté du parenchyme par une membrane conjonctive dans laquelle, au microscope, on reconnaît le tissu ganglionnaire, si bien que, le

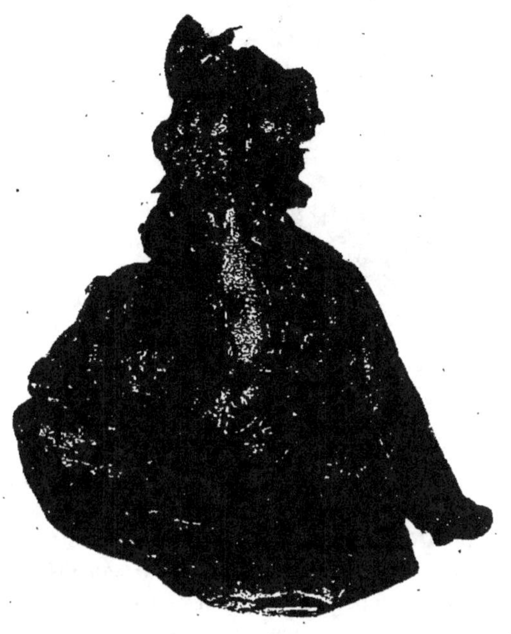

Fig. 2. — Tuberculose ganglionnaire chronique généralisée.

caséum venant à tomber, on se trouve en présence d'une petite caverne qui n'est autre chose qu'une *caverne ganglionnaire* et n'a rien de commun avec un chancre d'entrée.

Ces petits foyers se trouvent partout, mais ils ont une prédilection pour la partie inférieure du lobe supérieur droit.

Avec ces petits foyers ganglionnaires, on trouve presque toujours une caséification plus ou moins étendue des ganglions trachéo-bronchiques, qui est beaucoup plus facile à percevoir macroscopiquement, à cause de ses dimensions, que les petits foyers ganglio-pulmonaires dont nous venons de parler, que Ghon a constatés 170 fois sur les 184 cas qu'il a examinés.

Les glandes trachéo-bronchiques sont plus ou moins nombreuses et plus ou moins volumineuses, soit qu'elles aient toutes été infectées ensemble, soit que l'infection ait progressé de l'une à l'autre par voie lymphatique, ou encore que la propagation se soit faite par contact, les ganglions se soudant peu à peu les uns aux autres. Les ganglions caséifiés et soudés peuvent former d'énormes paquets ganglionnaires qui entourent le hile, compriment les bronches et les vaisseaux et infiltrent les nerfs en les détruisant, ce qui cause des symptômes de compression que la clinique s'efforce d'utiliser pour le diagnostic de la lésion.

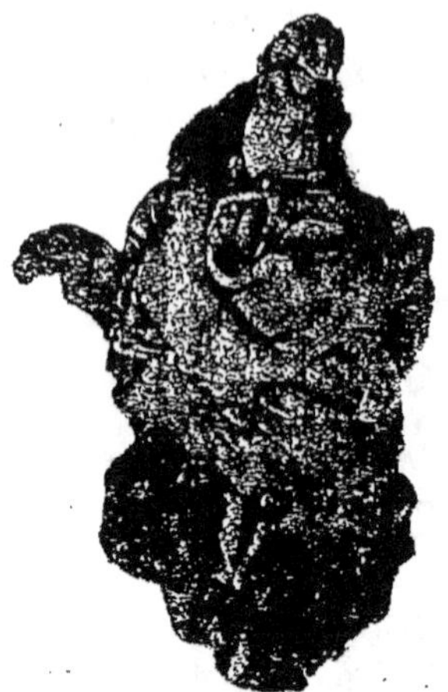

Fig. 3. — Tabes cervical entourant le larynx. B..., 9 mois.

2° TUBERCULOSES GÉNÉRALISÉES

La tuberculose ne reste pas longtemps localisée chez le nourrisson. Après quelques semaines de maladie, les bacilles rompent la digue ganglionnaire et bientôt se répandent dans les tissus voisins. Tantôt ils font irruption dans les bronches : *généralisation par aspiration* ; tantôt ils pénètrent dans les vaisseaux sanguins : *généralisation par voie sanguine* ; tantôt encore ils se généralisent en utilisant la voie lymphatique : *généralisation lymphatique* ; tantôt enfin ils pénètrent par plusieurs voies à la fois : *généralisation mixte*.

Nous aurons donc à décrire successivement les lésions produites par ces quatre voies de généralisation.

Nous nous appuierons dans nos descriptions sur la remarquable étude que Ribbert (1) a consacrée à l'anatomie pathologique de la tuberculose de l'enfant, et surtout sur les articles si lumineux publiés par notre collègue, le professeur Beitzke (2).

A. — GÉNÉRALISATION HÉMATOGÈNE OU SANGUINE

L'ouverture du ganglion dans les vaisseaux et la généralisation hématogène qui en est la conséquence immédiate conduisent toujours à un essaimage de bacilles de Koch dans tout l'organisme, mais celui-ci, suivant les circonstances, sera plus ou moins abondant, plus ou moins généralisé, plus ou moins répété. Il en résultera donc, au point de vue clinique, tantôt des symptômes de miliaire aiguë ou subaiguë, tantôt de miliaire chronique et, au point de

(1) RIBBERT, BRUNING et SCHWALBE.
(2) BEITZKE, ASCHOFF, p. 314 et suivantes.

vue anatomique, des lésions caractérisées de tuberculose miliaire confluente ou discrète, généralisée ou localisée.

LA TUBERCULOSE MILIAIRE

La tuberculose miliaire est plus fréquente chez l'enfant que chez l'adulte, plus fréquente chez le nourrisson que chez l'enfant.

On trouve dans la miliaire pulmonaire les tubercules épars sur la surface de coupe du poumon à distances égales les uns des autres. Ils peuvent être clairsemés et peu nombreux, dix à quinze au plus, ou au contraire serrés les uns contre les autres, ou même conflués au nombre de plusieurs centaines, tranchant par leur couleur grise sur la couleur brune du parenchyme normal ou sur la surface rouge et fortement hyperémiée du poumon.

Ils sont en général de la grosseur d'un grain de mil, d'une couleur grise ou jaune, et ils proéminent.

Dans les formes très aiguës, jeunes, de deux à trois semaines au plus, ils sont à peine visibles ; d'autres fois, dans les formes plus lentes, âgés de plusieurs mois, ils sont gros et déjà caséifiés au centre. Mais ce qu'il y a de caractéristique, c'est que, dans le même poumon, ils sont toujours beaucoup plus gros dans le lobe supérieur et que leur volume diminue à mesure que l'on s'approche de la base, si bien que, si l'on trouve des tubercules conflués, ce qui arrive surtout dans les cas lents et chroniques, c'est toujours dans le lobe supérieur qu'on les observe, tandis qu'ils sont encore isolés dans le lobe inférieur.

Ceci nous montre que le sommet constitue un terrain plus prédisposé au développement du bacille de Koch que le reste du poumon. On sait que, pour l'adulte, cette prédisposition du sommet pour la tuberculose a été expliquée par Freund comme une conséquence de la pression de la première côte et de l'étroitesse de l'ouverture supérieure du thorax. Mais cette cause n'existe pas chez l'enfant, l'ouverture de son thorax étant horizontale ; aussi n'observe-t-on jamais chez lui le sillon de Schmorl reproduisant l'empreinte de la première côte.

Il nous faut donc chercher ici une autre explication, et il est plus que probable que la prédisposition du sommet est due à la circulation moins intense et à la masse sanguine moins importante que l'on constate dans le sommet et qui s'observe déjà dans la position verticale et à un plus haut degré encore dans la position horizontale. Le sang ayant des propriétés bactéricides, le développement du bacille sera plus aisé dans les sommets qui contiennent moins de sang, surtout si la pression de la première côte aggrave encore ces conditions défectueuses, comme cela s'observe chez l'adulte.

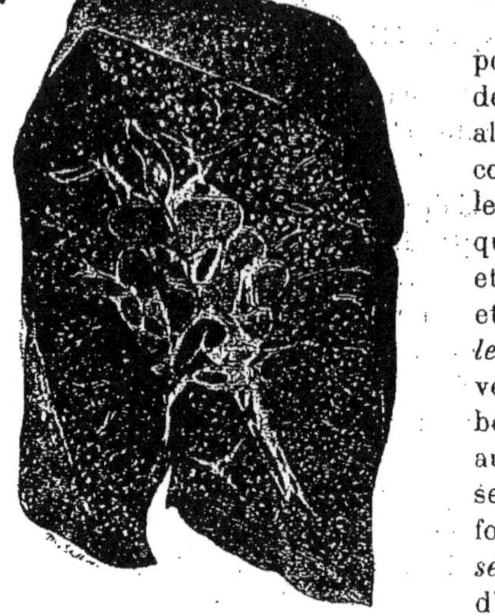

Fig. 4. — Tuberculose miliaire aiguë.

Les tubercules miliaires du poumon sont, le plus souvent, des tubercules purs. Ils sont alors situés dans le tissu conjonctif alvéolaire ou dans les canalicules lymphatiques qui entourent les vaisseaux et les bronches: *périartérite* et *péribronchite tubercu-leuses*. Mais on trouve souvent parmi eux d'autres tubercules plus gros et caséifiés au centre qui, au microscope, se montrent comme étant des foyers de *bronchiolite ca-séeuse tuberculeuse*, entourés d'alvéoles remplis d'un exsudat caséifié.

La généralisation miliaire se produit par la soudure et l'ouverture d'un ganglion caséifié ramolli dans un vaisseau artériel ou veineux, ou plus rarement dans le canal thoracique. Il est cependant exceptionnel que le ganglion tout entier se vide dans le vaisseau, mais c'est dans ces cas que; l'essaimage étant excessif, la *miliaire aiguë* devient *fou-droyante*.

Le plus souvent l'orifice de la per-

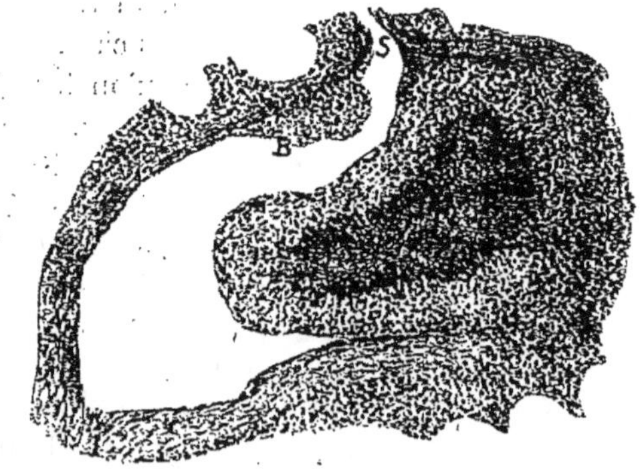

Fig. 5. — B, petit tubercule ; R, grand tubercule caséifié; S, lumière du vaisseau ; endartérite tuber-culeuse.

foration est petit et le nombre des bacilles qui essaiment est moins abondant, mais la pénétration dans le vaisseau peut, par contre, se produire plusieurs fois avec des intervalles plus ou moins grands. Il en résulte une *miliaire subaiguë*.

Il est plus difficile d'expliquer la genèse de la troisième forme, appelée la *miliaire chronique*, dans laquelle l'essaimage dure quelquefois des mois et même des années et où la pénétration des bacilles dans le sang se fait à de longs intervalles et dans des directions souvent variables.

Cela s'observe en effet dans certaines miliaires chroniques, médicales ou chirurgicales, du nourrisson où l'on peut constater successivement le développement de lésions osseuses, articulaires, cutanées et ganglionnaires. Orth, puis Benda, enfin Ribbert en ont fourni une explication rationnelle, en démontrant l'existence de tubercules dans l'intima des artérioles et surtout des veinules, sous forme d'*endartérite tuberculeuse*. Les tubercules provenant d'un premier essaimage d'origine ganglionnaire se forment dans la membrane interne du vaisseau et proéminent dans sa lumière qu'ils rétrécissent et peuvent même obstruer. Pour peu que ces tubercules se caséifient, les bacilles s'y multiplient, essaiment dans le sang qui baigne le tubercule en donnant lieu à de nouvelles localisations.

B. — GÉNÉRALISATION PAR ASPIRATION

Regardée comme rare chez le grand enfant, cette forme de généralisation se trouve être singulièrement fréquente chez le nourrisson.

Le plus souvent elle se rencontre chez des nourrissons présentant une tuberculose ganglionnaire en paquet où des ganglions caséeux volumineux adhèrent les uns aux autres ainsi qu'à la trachée et aux bronches.

L'une de ces glandes, particulièrement volumineuse, se ramollit

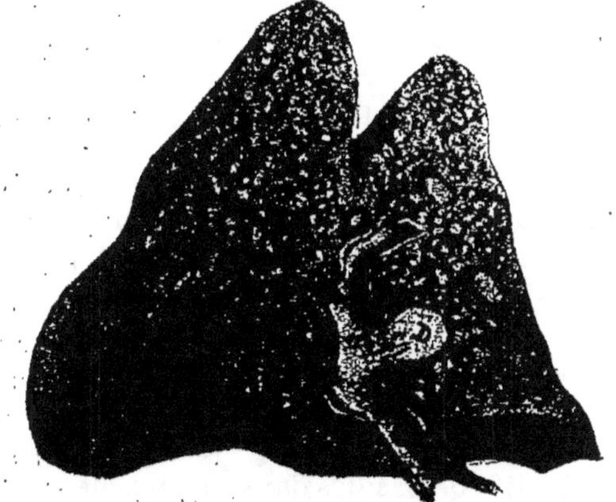

Fig. 6. — Bronchopneumonie caséeuse : glande s'ouvrant dans la bronche en D.

et proémine peu à peu dans la lumière d'une bronche où elle s'ouvre, tantôt par un orifice volumineux et irrégulier, tantôt par plusieurs orifices plus petits par lesquels on pénètre dans une cavité encore remplie de caséum plus ou moins ramolli, ou déjà complètement vidée et formant une véritable *caverne ganglionnaire*.

Mais quelquefois il suffit d'une seule glande située au voisinage d'une petite bronche, et même, dans un de nos cas, d'un seul
de ces petits *foyers caséeux ganglionnaires sous-pleuraux*
avoisinant une bronchiole, pour déterminer la catastrophe.

Dans des cas rares, le caséum liquéfié, en pénétrant subitement
dans les voies respiratoires, peut produire un brusque accès
d'étouffement et la mort, mais cela ne se voit guère que
lorsqu'une grosse glande à caséum liquide projette son contenu
dans la trachée ou dans une grosse bronche.

Le plus souvent, dans ces cas, la plus grande partie du caséum
liquide est expulsée d'une *vomique ganglionnaire* au dehors
par un violent accès de toux. Nous avons nous-même assisté à
un cas de ce genre et vu sous nos yeux, dans un accès d'étouffement, le bébé rejeter, avec des accès de toux violente, une cuillerée
à dessert environ de pus épais et grumeleux.

Mais la plus grande partie du pus est aspirée et, suivant
l'endroit de la perforation et suivant son volume, il inonde parfois
tout un poumon, le plus souvent tout un lobe, en y déterminant
une *pneumonie caséeuse aiguë*.

Si la quantité de pus est petite, l'aspiration se limite seulement
à quelques lobules, en produisant une *bronchopneumonie caséeuse
aiguë* qui sont les deux lésions caractéristiques de cette forme
de généralisation.

PNEUMONIE CASÉEUSE AIGUE

On trouve quelquefois à la coupe une pneumonie caséeuse de
tout un poumon, plus fréquemment du lobe supérieur seulement
ou du lobe inférieur. Mais lorsqu'on peut examiner tout au début,
on s'aperçoit que la pneumonie caséeuse aiguë est le plus fréquemment constituée par de petits foyers lobulaires caséeux
qui confluent jusqu'à envahir des lobes entiers ; c'est donc en
réalité une *bronchopneumonie caséeuse pseudo-lobaire*.

Stade d'hyperémie. — La pénétration subite d'une grande
quantité de bacilles dans les alvéoles et les bronchioles est bien
la cause de la pneumonie caséeuse, car ce sont leurs toxines qui
déterminent la forte hyperémie qui s'accompagne rapidement
d'une dégénérescence avec desquamation intense des cellules
alvéolaires et d'un exsudat séro-fibrineux gélatineux contenant
des quantités considérables de cellules desquamées.

Ce premier stade d'hyperémie est ordinairement passager,
mais parfois il persiste longtemps et l'on trouve à la coupe le
lobe de couleur grise et d'apparence gélatineuse : *pneumonie
gélatineuse.*

Stade d'hépatisation. — Mais ordinairement le stade d'hyperémie fait rapidement place au stade d'hépatisation ; la coupe est sèche, rougeâtre, granulée comme dans la pneumonie franche. Cependant, au microscope, l'aspect en diffère considérablement.

La fibrine existe bien parfois dans les alvéoles, mais elle n'est

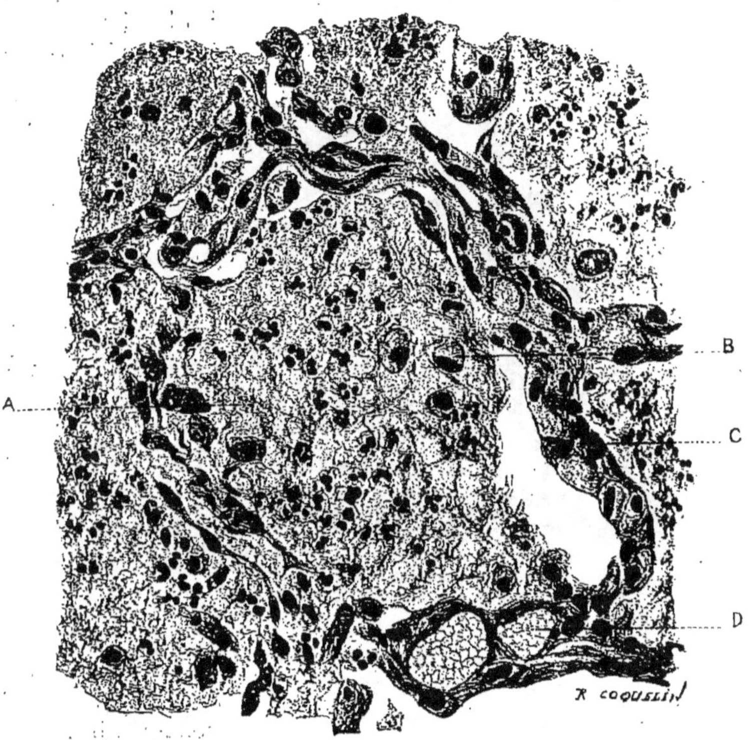

Fig. 7. — Pneumonie caséeuse, stade gélatineux.

pas aussi régulièrement distribuée que dans la pneumonie ; par contre, on y trouve une quantité notable de grandes cellules rondes ou ovales, munies d'un noyau rond excentrique, prenant mal la couleur : *pneumonie desquamative de Buhl*. Cet auteur admettait en effet autrefois qu'il s'agissait de cellules alvéolaires desquamées et gonflées, mais il est plus que probable qu'il s'agit ici de cellules conjonctives.

Stade de caséification. — Très rapidement, l'exsudat et le tissu pulmonaire intermédiaire de ce lobe hépatisé se caséifient, les capillaires subissent la dégénérescence hyaline et s'obstruent, les artérioles, les veinules sont bouchées par de l'*endartériolite tuberculeuse* et des thrombus, les bronchioles atteintes de bron-

chiolite caséeuse sont obstruées à leur tour. La coupe.devient de
plus en plus sèche, de plus en plus lisse, et sa couleur de plus en
plus jaune ; les foyers gris d'hépatisation diminuent, les foyers
jaunes de caséification s'étendent. Au microscope, on constate
dans les foyers caséifiés une nécrose de tous les tissus, à l'exception du tissu élastique que l'on distingue encore.

Stade de ramollissement. — Sous l'influence des bacilles ou
par autolyse, le tissu caséeux se ramollit et se liquéfie. Ce phéno-

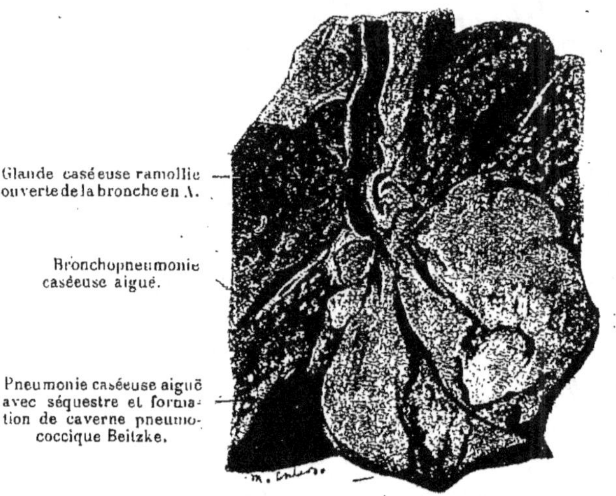

Fig. 8. — Pneumonie caséeuse aiguë.

mène peut être encore considérablement accéléré par la pénétration de bacilles de la putréfaction dans les foyers caséeux. Si
maintenant le caséum ramolli est éliminé par une vomique, il se
forme une caverne : *caverne pneumonique*, qui augmente peu à
peu de dimensions par ramollissement progressif de sa propre
paroi. Ces cavernes sont irrégulières et limitées par des morceaux
de caséum solide ou en voie de ramollissement, recouverts de
masses glaireuses sanguinolentes, et dans le fond on trouve
souvent des particules caséeuses détachées en voie de séquestration.
Les cavernes pneumoniques ne sont jamais limitées par une
membrane pyogène, mais bien par les parois pulmonaires elles-
mêmes en état d'hépatisation où de caséification, et sur ces
parois on observe parfois des vaisseaux non thrombosés qui
donnent lieu à des hémoptysies foudroyantes.

La fonte progressive peut encore amener la perforation d une
de ces cavernes du côté de la plèvre et déterminer une pleurésie
purulente qui peut se compliquer de pyopneumothorax.

Tout, en un mot, dans ces cavernes pneumoniques, indique une désagrégation et une fonte rapides ; de là le nom de *phtisie galopante* que l'on donne souvent à ces formes de pneumonies caséeuses aiguës qui conduisent en quelques semaines le nourrisson fatalement à la mort.

BRONCHOPNEUMONIE CASÉEUSE AIGUË

Si du pus pénètre en petite quantité dans les bronchioles, il se produit non pas un grand foyer, mais une multitude de foyers lobulaires caséeux, de grosseurs variables, dont les plus gros peuvent aller jusqu'à la dimension d'un pois.

Au microscope, on constate une pneumonie lobulaire ; celle-ci débute dans les bronchioles dont la lumière se remplit d'un exsudat séro-fibrineux, bourré de cellules desquamées, qui se caséifie rapidement en donnant lieu à une *bronchiolite caséeuse*. L'inflammation tuberculeuse gagne ensuite rapidement les *alvéoles* environnants où l'on constate bientôt

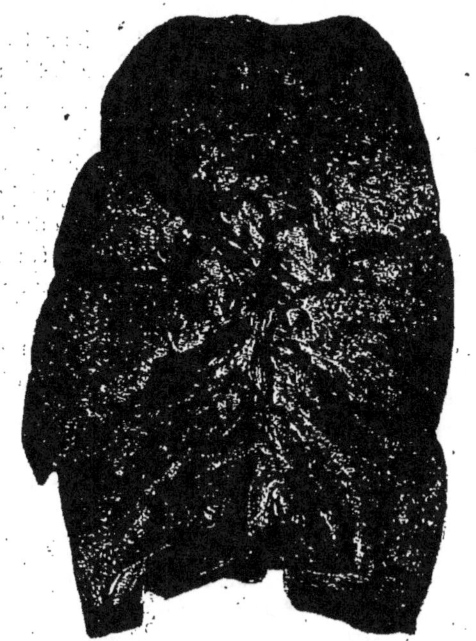

Fig. 9. — Tabes hilaire avec début de formation de tuberculome. M..., 5 mois.

dans les alvéoles un exsudat bourré des mêmes cellules à poussière et de quelques cellules géantes, et dans le tissu interstitiel une infiltration de cellules identiques. Cette infiltration se produisant dans une région conique donne à la coupe des nodules de grandeurs et de formes variables absolument comparables à ceux de la bronchopneumonie simple et pouvant confluer comme eux, mais ils sont plus gris, plus durs, plus arrondis et mieux limités. Cette première période de *bronchopneumonie gélatineuse* est bientôt suivie de celle de *caséification*, et celle-ci de la *période de ramollissement*.

Si le contenu de ces foyers ramollis est expectoré, il en résultera la formation de petites cavernules (*cavernes bronchopneumoniques*) dont les parois sont formées de tissu pulmonaire hépatisé ou caséifié.

C. — GÉNÉRALISATION LYMPHATIQUE

C'est la forme la plus rare de la généralisation chez le nourrisson, mais c'est aussi la plus caractéristique de cet âge, car elle ressemble absolument à celle qui se produit chez le veau : la *pommelière*.

1º TABES HILAIRE. — Des ganglions trachéo-bronchiques, la tuberculose gagne peu à peu, par infiltration lymphoïde, les ganglions du hile qui entourent les grosses bronches, en donnant lieu aux symptômes du *tabes hilaire*.

De là, la maladie progresse dans les ganglions entourant les bronches et les bronchioles; si bien que par confluence le tissu pulmonaire lui-même est peu à peu envahi, mais toujours par voie lymphatique, les vaisseaux se thrombosent, les bronches se remplissent et dans les lobules voisins se produisent des exsudats séro-fibrineux gorgés de cellules.

Tous ces exsudats se caséifient lentement en détruisant les parois des vaisseaux et des bronches, tout en donnant lieu aux lésions de la *pneumonie caséeuse chronique*. Dans ce stade on peut voir tout le hile et quelquefois une grande partie du tissu pulmonaire circonvoisin transformés en une énorme tumeur caséeuse jaune lisse et homogène dans laquelle on ne reconnaît plus ni bronchioles, ni alvéoles, ni vaisseaux, lesquels ont disparu, envahis peu à peu par le processus de caséification.

Cette tumeur, vrai *tuberculome*, peut atteindre le volume d'un œuf de pigeon et même de poule, mais, ne communiquant pas avec l'air, cette tumeur n'a qu'une faible tendance au ramollissement, si bien que, les bronches étant obstruées, elle ne donne pas non plus lieu à des vomiques, comme le font la pneumonie et la bronchopneumonie caséeuses aiguës.

On observe cependant parfois une caverne à parois irrégulières creusée dans le bloc et causée par l'expectoration d'une partie de la masse ramollie.

Cette généralisation lymphatique, grâce à sa formation de tuberculomes caséeux plus ou moins nombreux et plus ou moins volumineux, donne à la coupe du poumon des aspects très différents : tantôt on trouve la plus grande partie du poumon parsemée de gros foyers caséeux de la grosseur d'un pois ou d'une noisette, tantôt ils sont plus grands et localisés dans un seul lobe.

autour du hile, d'autres fois encore nous ne trouvons qu'une ou au plus deux énormes tumeurs dans la région du hile et quelques autres plus petites disséminées dans le parenchyme du même poumon.

Cette invasion lymphoïde du poumon est la plus fréquente,

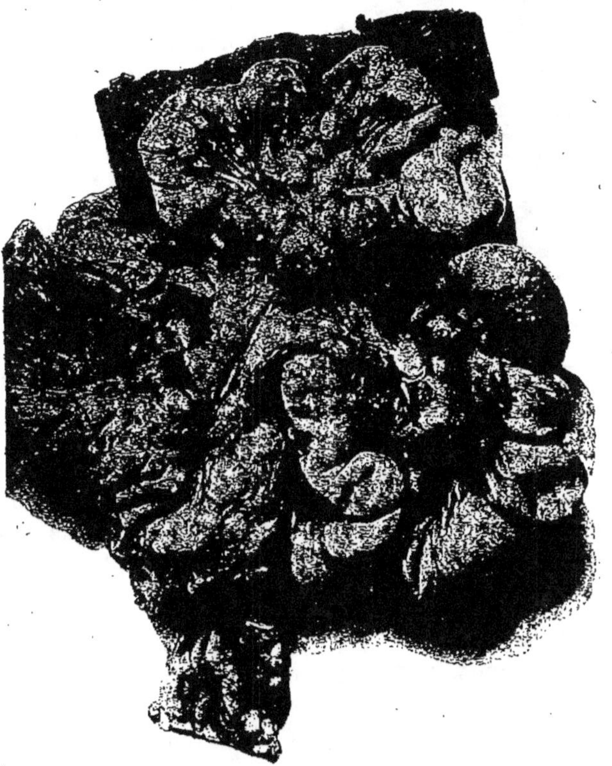

Fig. 10. — Tuberculose ganglionnaire chronique généralisée.
Tabes mésaraïque.

mais elle n'est pas la seule, l'invasion pouvant s'étendre soit dans les ganglions du cou, soit dans ceux du mésentère.

2° TABES CERVICAL. — Si la généralisation s'étend aux ganglions du cou, on voit d'abord le larynx englobé dans une masse ganglionnaire qui le comprime, puis ce sont les ganglions sus-claviculaires qui sont envahis, enfin les ganglions de la nuque qui grossissent notablement et se caséifient.

3° TABES MÉSARAÏQUE. — La généralisation lymphoïde peut enfin se faire dans les ganglions du mésentère. Elle débute en premier lieu dans les ganglions entourant la veine porte, puis dans ceux de la fosse iliaque droite, enfin dans le groupe de la fosse iliaque gauche où l'on constate des amas de ganglions grossis et caséifiés formant des tumeurs plus ou moins volumineuses.

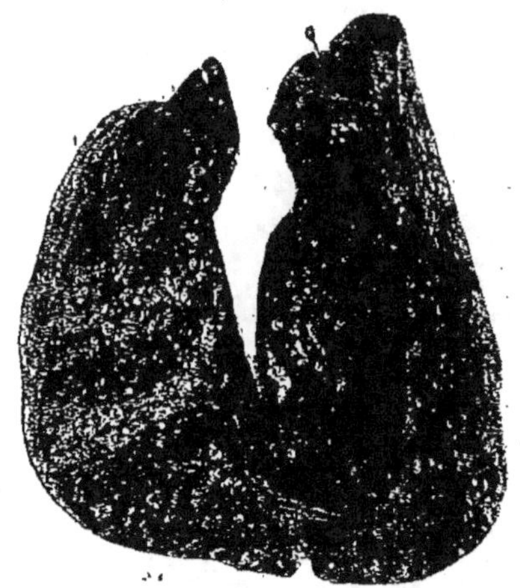

Fig. 11. — Rate à gros tubercules. B...,
9 mois. Tuberculose ganglionnaire chronique généralisée.

Ces trois formes présentent une marche lente qui dure des mois et qui s'accompagne d'une cachexie progressive et profonde à facies athrepsique que les anciens médecins désignaient sous le nom de *tabes*.

4° TUBERCULOSE GANGLIONNAIRE GÉNÉRALISÉE. — Ces trois formes de la généralisation lymphoïde peuvent enfin se combiner en donnant lieu à la cachexie que les anciens médecins appelaient le *carreau*, qui se manifeste par une tuberculose ganglionnaire généralisée.

Dans ces cas on trouve presque toujours des tuberculomes plus petits dans la rate, le rein, le cerveau, causés par une irruption des bacilles de Koch dans le canal thoracique et la circulation générale.

STADES ULTÉRIEURS DES FORMES GÉNÉRALISÉES

Il est un premier point à relever et que nous retrouverons dans toutes les formes généralisées du nourrisson : miliaire, pneumonie caséeuse ou généralisation lymphoïde; c'est que les réactions interstitielles de défense avec pigmentation et calcification qui conduisent à la guérison par cicatrisation et que l'on observe si souvent chez le petit et surtout chez le grand enfant, font défaut ou presque entièrement défaut chez le nourrisson.

Un second caractère de la tuberculose généralisée du nourrisson qui tient à la même cause, c'est-à-dire à l'absence de défenses, est la formation de cavernes qui, chez lui, peuvent se développer avec une rapidité effrayante, en quelques semaines et même en quelques jours. On en a trouvé chez des enfants de trois mois, de deux mois et même de sept semaines.

STATISTIQUES DES LOCALISATIONS DE LA TUBERCULOSE DU NOURRISSON

Nous étudierons, en terminant, la localisation de la tuberculose du nourrisson en nous rapportant à un matériel suffisamment riche pour pouvoir en tirer des conclusions certaines.

Nous le devons avant tout aux recherches anatomiques de Frœbelius, de Trepinsky, de Mizoguchi, de Sehlbach, d'Albrecht, de Finkelstein.

Ces auteurs constatent que le nourrisson meurt :

D'une tuberculose miliaire généralisée.....	dans 50 p. 100 des cas.
D'une pneumonie caséeuse.....	dans 40 p. 100 —
D'une généralisation lymphatique	dans 10 p. 100 —

Fréquence de la tuberculose des différents organes. — Voici ce que nous donne la réunion de toutes les statistiques connues :

Localisation de la tuberculose chez le nourrisson.

Ganglions..	100	p. 100
Rate...	92	—
Poumons...	87	—
Ganglions trachéo-bronchiques..................	83	—
Cerveau...	55	—
Ganglions mésentériques........................	50	—
Reins...	42	---
Intestin..	33	—
Péritoine.......................................	26	—

SYMPTÔMES DE LA TUBERCULOSE DU NOURRISSON

LES FORMES ENVAHISSANTES
DE LA TUBERCULOSE DU NOURRISSON

Ces formes sont, chez le nourrisson, l'aboutissant habituel des formes localisées de la tuberculose et l'envahissement de l'organisme est très souvent annoncé, comme nous l'avons vu, par les signes de la tuberculose apparente : la toux bitonale ou coqueluchoïde, le stertor inspiratoire ou expiratoire.

Mais ce n'est pas toujours le cas, et il n'est pas exceptionnel de voir la tuberculose du bébé évoluer si insidieusement que les symptômes de miliaire ou de pneumonie caséeuse semblent se produire subitement dans un organisme jusque-là absolument indemne, si bien que, seule, l'autopsie, en démontrant les lésions ganglionnaires antérieures, peut prouver au médecin surpris qu'il n'en est pas ainsi et que la lésion primitive existait depuis des mois.

Cette évolution est donc bien différente de celle qui se produit chez l'enfant plus âgé ; chez lui, il faut, le plus souvent, une cause occasionnelle, une rougeole, une grippe, une coqueluche ou un surmenage physique ou moral pour rompre la barrière ganglionnaire, alors que l'envahissement de l'organisme se produit, pour ainsi dire, naturellement et spontanément chez le nourrisson. Ensuite chez l'enfant plus âgé, dont la défense est déjà organisée, l'envahissement est loin d'être général comme chez le nourrisson : il se produit sur un seul ou sur deux points au plus, tout en restant extrêmement discret ; aussi observons-nous chez lui surtout les *formes métastatiques localisées de la tuberculose envahissante* : les *lymphomes* du cou et sous-maxillaires ; les *tuberculoses sèches ou exsudatives* localisées aux séreuses : péritonite, pleurésie, péricardite, arthrites ; les *tuberculoses localisées aux os* : spina ventosa, coxite, etc. ; les tuberculoses localisées aux glandes du testicule, du rein, etc. Ces métastases sont le plus souvent si prédominantes et voilent si bien, par leur importance, le foyer primitif que le médecin lui-même a quelque peine à se représenter qu'elles sont d'origine métastatique et qu'elles proviennent d'un foyer tuberculeux larvé antérieur.

Par contre, chez le nourrisson, dont les moyens de défense ne sont pas établis, ce sont, comme dans la race bovine, les *formes envahissantes généralisées* qui prédominent, les formes envahissantes localisées étant presque inconnues à cet âge.

L'envahissement de la tuberculose chez le nourrisson se produit par trois voies différentes.

Voie lymphatique. — L'envahissement se produit le plus souvent, comme chez le veau, sous la forme d'une *généralisation par voie lymphatique*. Cette forme peut rester pure et exclusivement lymphatique jusqu'à la mort, et, dans ce cas, sa marche est relativement lente et la survie peut être de quelques mois.

Voie sanguine. — Cette évolution lymphatique expose cependant le nourrisson à un grand danger, celui de la rupture ou de la perforation du système lymphatique. L'infiltration progressive du ganglion finit le plus souvent à un point quelconque par rompre la coque ganglionnaire qui s'ouvre et communique avec un vaisseau, en inondant le sang de bacilles et en déclanchant une *miliaire généralisée*.

Voie bronchiale. — Le ganglion caséeux peut aussi s'ouvrir dans une bronche et voilà tout un lobe du poumon inondé de bacilles qui vont y provoquer une *pneumonie caséeuse aiguë*.

Cela est si vrai qu'il n'est pas rare de voir des généralisations mixtes et d'observer des nourrissons qui présentent deux et même quelquefois les trois formes de la tuberculose généralisée. Mais, même dans ces cas, l'une d'elles est si prédominante, qu'elle constitue une forme clinique nettement isolable et reconnaissable.

I. — FORMES ENVAHISSANTES LYMPHOGÈNES

Nous en connaissons deux types principaux : une forme qui se limite à un seul groupe ganglionnaire; l'autre qui envahit peu à peu tous les ganglions de l'organisme. Nous commencerons par cette dernière.

A. — La tuberculose ganglionnaire généralisée.

Cette forme est rare. Isolée en premier lieu par Sevestre et ses élèves Pascal et Lesage, elle est constituée par une tuberculose généralisée à tous les ganglions lymphatiques de l'organisme, mais « sans participation aucune des viscères ». En effet, à l'autopsie des deux bébés dont l'histoire est rapportée dans la thèse de Pascal, on ne trouva que de la caséification des ganglions, les viscères étant absolument indemnes.

Comme Finkelstein, nous avons eu l'occasion de confirmer l'existence de cette forme ganglionnaire généralisée, si intéressante par ce fait qu'elle est chronique et apyrétique, sa durée pouvant dépasser une année, ce qui est considérable pour une tuberculose généralisée du nourrisson. Mais comme cet auteur, nous avons toujours constaté que les viscères n'étaient pas indemnes.

En effet, à côté des masses ganglionnaires souvent énormes que l'on trouve soit autour des bronches, soit dans le mésentère, soit dans les fosses sus-claviculaires, on constate toujours la présence de gros tubercules solitaires dans la rate, le foie, le rein et même dans le cerveau, causés par des bacilles épars ayant pénétré dans le canal thoracique et, par là, dans la circulation générale. Mais jamais dans cette forme nous n'avons constaté l'infiltration des organes avoisinants. Cette forme mérite donc bien le nom de *tuberculose ganglionnaire généralisée*.

Cliniquement, le bébé présente, dans cette maladie, tous les caractères du facies *athrepsique vaso-dilaté*, accentué par une pâleur et un amaigrissement impressionnants qui augmentent chaque jour. On trouve le plus souvent chez lui une micropolyadénie périphérique avec hépato et splénomégalie. Mais c'est surtout la palpation qui permet de faire le diagnostic en constatant une *macropolyadénie* sus-claviculaire et des nodosités ganglionnaires nettes dans le ventre, surtout dans les fosses iliaques. Enfin l'examen physique et radioscopique démontre les signes fort nets de l'adénopathie trachéobronchique et des ganglions hilaires. L'examen du sang nous a toujours donné une *leucopénie* et une *lymphopénie* produites évidemment par la dégénérescence des ganglions et l'abolition de leur fonction *leucopoïétique*. L'apyrexie est la règle, mais il n'est cependant pas rare de voir des périodes de grandes oscillations interrompre cette apyrexie. La mort est ordinairement la conséquence de la cachexie progressive. Quelquefois, cependant, une perforation dans les vaisseaux ou le poumon, amenant une miliaire ou une pneumonie caséeuse, accélère la fin.

OBS. I. — **Tuberculose ganglionnaire généralisée apyrétique.** — M... (Marcel), dont quatre frères et sœurs sont tuberculeux, entre le 8 septembre 1913 pour rachitisme. Facies Voltaire, vaso-dilaté ; amaigrissement squelettique, rachitisme. Micropolyadénie, hépato et splénomégalie. *Macropolyadénie sus-claviculaire* et paroi abdominale. *Macropolyadénie mésaraïque. Macropolyadénie hilaire* bilatérale, maximum à droite.

Apyrexie. *Sang* : hémoglobine, 82 p. 100 ; globules rouges, 3 000 000 ; globules blancs, 1 240 ; polynucléaires, 82 p. 100 ; lymphocytes, 12 p. 100 : gros mononucléaires, 2 p. 100. *Mantoux positif. Leucopénie et lymphopénie* causées par la caséification des ganglions lymphatiques.

Mort le 30 mai, après neuf mois de maladie, avec les symptômes d'une pneumonie caséeuse aiguë.

Autopsie : ganglions caséeux cervicaux et sus-claviculaires : ganglions caséeux aortiques, rétro-péritonéaux, mésentériques ; ganglions médiastinaux à droite en paquet (œuf de poule), à gauche isolés. Rate : trois gros tubercules. Ganglion hilaire droit ouvert dans une bronche. Pneumonie caséeuse droite.

B. — La tuberculose lymphogène localisée.

Dans cette forme, plus fréquente que la précédente, l'infiltration tuberculeuse progresse aussi par voie lymphatique, mais dans une seule direction, tantôt dans la direction du poumon (*tabes hilaire*), tantôt dans celle du mésentère (*tabes mésaraïque*).

1° Tabes hilaire.
Tuberculome pulmonaire.

De sa première étape trachéo-bronchique, l'infiltration tuberculeuse gagne les ganglions du hile et s'infiltre peu à peu jusque dans les ganglions bronchiques qui accompagnent les bronches dans le parenchyme pulmonaire, en parsemant son chemin de ganglions caséifiés de toutes dimensions.

C'est le premier stade : le *tabes hilaire*. Il n'est pas rare, dans cette forme, de constater une faible progression d'un côté vers le cou et les glandes sus-claviculaires, et de l'autre vers les glandes mésentériques. Mais la localisation principale reste hilaire.

Dans un second stade, l'infiltration tuberculeuse des glandes hilaires et bronchiques dépasse la capsule. Elle s'étend alors concentriquement dans le parenchyme pulmonaire avoisinant en fusionnant avec les foyers voisins et en transformant ainsi des parties entières du poumon en une *masse homogène caséeuse* dans laquelle les alvéoles, les vaisseaux, les bronches et le tissu interstitiel ont totalement disparu et où toute espèce de fonction de circulation et de respiration est absolument abolie. Cette dégénérescence caséeuse s'accompagne souvent de véritables foyers de pneumonie caséeuse. De là le nom de *pneumonie caséeuse chronique* que l'on donne à ces masses qui peuvent atteindre le volume d'un œuf de pigeon et même celui d'un œuf de poule. Il est certain que, anatomiquement, cette dénomination s'explique, mais, cliniquement, ces masses font tellement l'impression d'une tumeur que je préfère leur donner le nom de *tuberculomes pulmo-*

naires, ce qui indique mieux leur consistance dure, homogène et compacte, l'absence de ramollissement vrai et l'absence de vomique consécutive qui les caractérisent, ce qui explique mieux aussi leurs signes physiques qui sont ceux d'une tumeur et non ceux d'une pneumonie. Nous avons, dans ces tuberculomes pulmonaires du bébé, l'analogue des tumeurs pulmonaires de la pommelière bovine.

Il n'est du reste pas exceptionnel de trouver en outre d'autres tuberculomes solitaires dans la rate, le rein, le foie ou le cerveau.

Cliniquement. — Le bébé atteint de *tabes hilaire* avec ou sans tuberculome présente la même apparence maigre et pâle, le même facies athrepsique et vaso-dilaté que nous avons décrit dans la tuberculose ganglionnaire généralisée.

Là encore, la fièvre est exceptionnelle, ce qui est dû à l'absence d'infections mixtes, la lésion restant toujours une lésion fermée. L'enfant présente de la micropolyadénie banale, de l'hépato et de la splénomégalie. L'examen du bébé fait le plus souvent constater de la macropolyadénie sus-claviculaire, plus rarement de la macropolyadénie mésaraïque.

L'examen physique permet quelquefois de déceler les signes manubriaux ou intervertébro-scapulaires et l'examen radioscopique de reconnaître le tabes hilaire grâce à l'ombre *en bec de canard*.

En cas de tuberculome, les symptômes physiques sont si nets qu'il vaut la peine de les rechercher. On constate, à l'inspection, une diminution considérable de l'ampliation respiratoire d'un des deux côtés du thorax. On trouve à la percussion de ce même côté une matité absolue avec résistance au doigt, qui occupe tout un lobe ou même tout un côté du thorax. Le murmure vésiculaire est diminué, souvent même aboli et remplacé par un silence respiratoire. Les vibrations du cri sont abolies. Les râles ne s'entendent qu'à la périphérie de la tumeur. Tous ces signes sont donc bien ceux d'une tumeur, et cela d'autant plus que la toux manque.

Le plus souvent l'enfant succombe, en cinq ou six mois, à la cachexie qui le mine lentement. Mais depuis le traitement à l'intradermomantousation, nous en avons observé trois cas qui non seulement ne sont pas morts, mais qui nous présentent actuellement l'apparence d'une guérison complète.

Obs. II. — **Tabes hilaire**. — C…(Roger), sept mois, né à terme, nourri au sein deux mois par sa mère tuberculeuse. Entré le 7 avril 1914 pour toux coqueluchoïde.

Gros bébé à facies vaso-dilaté, micropolyadénie, hépatomégalie. Rate presque normale, macropolyadénie cervicale gauche.

Toux bitonale. Hémoglobine, 80 p. 100 ; globules rouges, 3 700 000 ; globules blancs, 12 820. *Mantoux positif*, *8*mm. Matité manubriale et sommet gauche. Expirium soufflé. Rœntgen : *ombre en bec de canard* se dirigeant vers le sommet gauche (fig. 12). *Traitement*: *tuberculine ATK*. Le premier en 1914, trois mois de 0,0001 à 10 centigrammes. Le deuxième en 1915, trois mois de 0,0001 à 10 centigrammes. Diminution des signes objectifs et de l'ombre aux rayons. Guérison en apparence.

Obs. III. — **Tuberculome pulmonaire.** — C... (R.), vingt mois, né à terme. Aucun renseignement. Entré le 20 mars 1915 pour gomme du tibia. Facies pâle, amaigri, vaso-dilaté. Micropolyadénie. Hépato et splénomégalie. La gomme tibiale donne à la ponction du pus contenant de nombreux bacilles de Koch. Température à grandes oscillations. *Mantoux positif*, *6*mm.

Examen : Manubrium : région ganglionnaire droite submate. Matité base droite ; abolition des vibrations du cri. Diminution de la respiration. Rœntgen : ombre pseudo-lobaire base droite (fig. 13). Radiographie prise au cinquième mois de la maladie.

2° Tabes mésaraïque.

Du stade primitif trachéo-bronchique, l'infiltration tuberculeuse peut aussi gagner les ganglions qui entourent l'aorte et s'étendre aux ganglions du mésentère, en longeant les chaînes lymphatiques qui partent du trépied de Haller. On trouve alors les ganglions prévertébraux caséifiés formant un paquet volumineux au-devant des dernières vertèbres dorsales, autour de l'aorte et du trépied de Haller. On en trouve un second paquet dans l'angle iléo-cæcal et fréquemment un troisième allongé englobant le côlon transverse.

Lorsque cette hypertrophie atteint des proportions considérables, elle forme un type anatomo-clinique bien défini auquel on donne le nom de *tabes mésaraïque* et que les anciens médecins appelaient le *carreau*.

Le tableau clinique que présente le bébé est celui d'une cachexie lentement progressive : la pâleur, l'amaigrissement squelettique font immédiatement penser à l'athrepsie, et seul le facies vaso-dilaté permet de soupçonner la vérité. Mais cela ne suffit pas, car de multiples états cachectiques présentent ces caractères, et les nombreux diagnostics de tabes mésaraïque que l'on voit si souvent poser n'ont rien à faire ni avec la tuberculose, ni avec le vrai carreau tuberculeux qui est extrêmement rare. Dans le tabes mésaraïque tuberculeux, le *caput medusæ* est nettement développé, le ventre est volumineux, surtout à droite ; mais le palper démontre qu'il ne s'agit pas d'un gros ventre de dyspepsie chronique. En examinant en effet avec attention, on sent, soit devant le rachis, soit dans la fosse iliaque droite, soit le long du transverse, des paquets de noisettes indolores, moins dures et moins mobiles que des scybales.

 COMBE

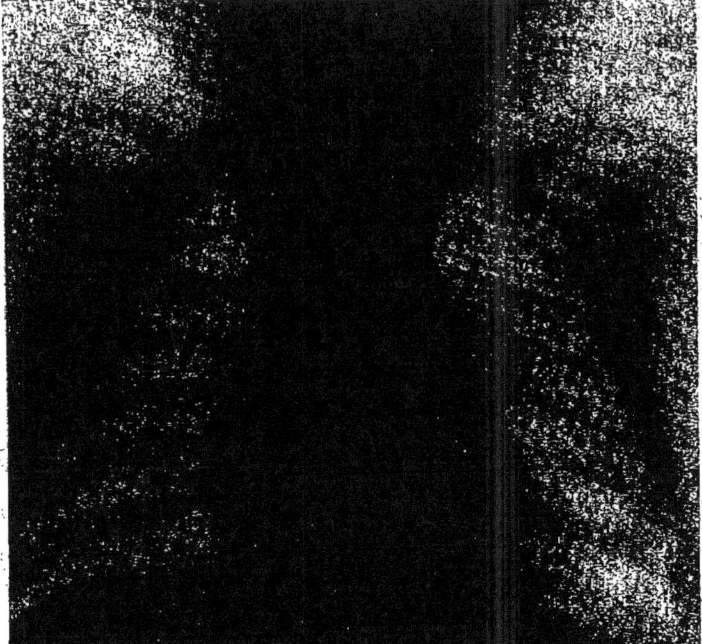

Fig. 12. — Ombre en bec de canard à gauche (Obs. II).

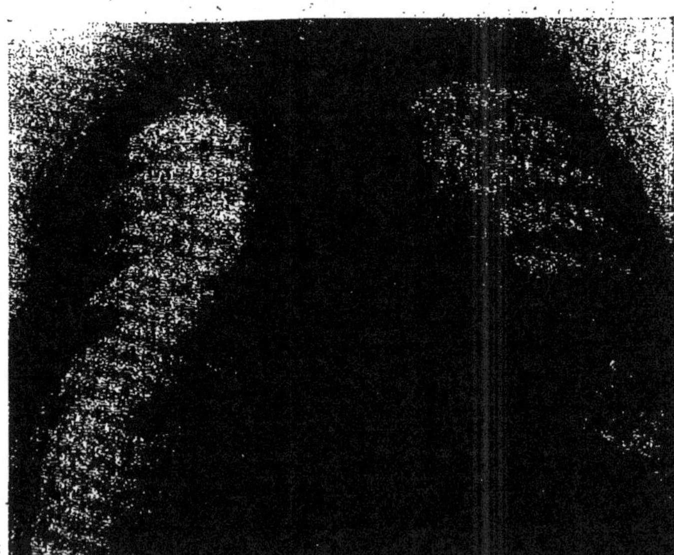

Fig. 13. — Tuberculome base droite (Obs. III).

- Le toucher rectal, qui permet le plus souvent de les sentir et surtout de les localiser, facilite la distinction avec les scybales.

L'enfant a le plus souvent du reste de la diarrhée, ou en tout cas des selles molles, jaunes, acides et graisseuses, tenant au manque de résorption de la graisse par les lymphatiques obstrués, ce qui explique aussi l'amaigrissement squelettique du bébé.

L'enfant succombe ordinairement à la cachexie.

Plus rarement, comme dans notre cas, un ganglion caséifié et ramolli s'ouvre à la fois dans l'intestin et le péritoine, en produisant un pyo-pneumo-péritoine qui emmène l'enfant avec ou sans fistule ombilicale.

Obs. IV. — **Tabés mésaraïque.** — B... (Elisabeth), six mois, née à terme, nourrie six semaines au sein par sa mère tuberculeuse. Entrée le

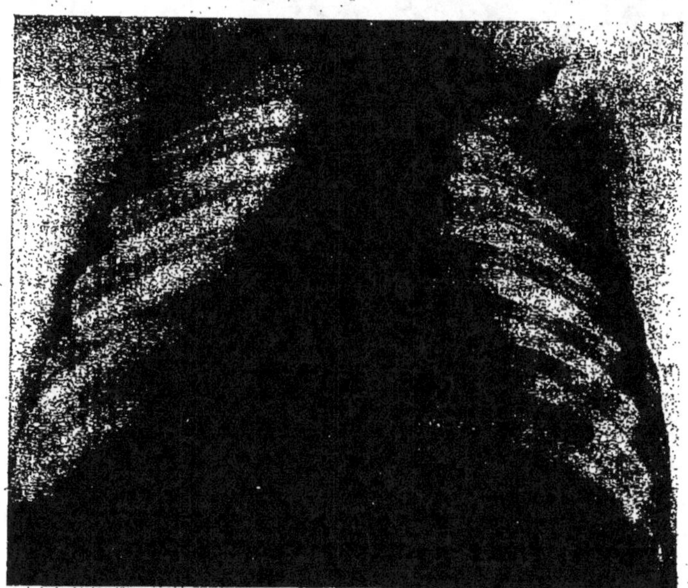

Fig. 14. — Cornage inspiratoire. Ombre en cheminée et tabes hilaire droit (avant le traitement aux rayons X) (Obs. IV).

1er août 1913, pour cornage inspiratoire et accès de suffocation dus à une adénopathie trachéo-bronchique (fig. 14). Huit séances de rayons X amènent une disparition des symptômes. L'enfant rentre six mois plus tard pour vomissements, diarrhée et douleurs de ventre.

Faciès vaso-dilaté, amaigrissement et pâleur. Micropolyadénie, macropolyadénie cervicale. Ventre volumineux à droite (fig. 15). *Caput medusæ, paquet ganglionnaire sous-hépatique, fosse iliaque droite et transverse.* En janvier, vomissements, fièvre, douleur de ventre ; on trouve une matité et

le signe du flot dans la fosse iliaque gauche ; aux rayons : niveau horizontal
du liquide et vagues à la succussion, ce qui permet de conclure au *pyo-*

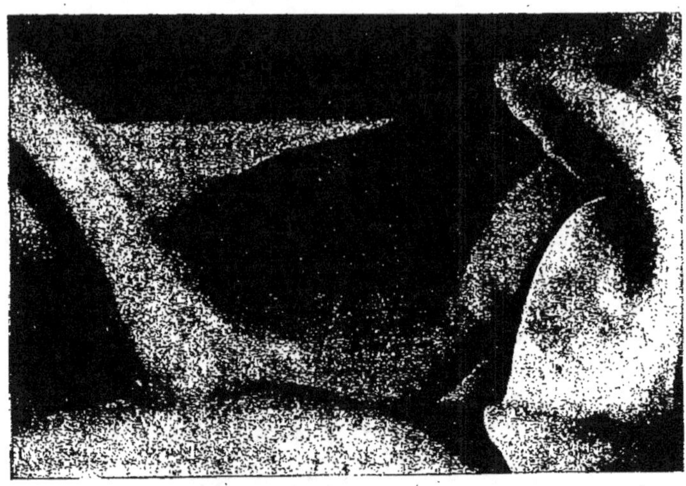

Fig. 15. — Tabes mésaraïque (Obs. IV).

pneumo-péritoine. Février : phlegmon ombilical. Mars : fistule. Mort le
25 mars.

Autopsie : Tabes mésaraïque, pyo-pneumo-péritoine écrasant contre le
rachis la masse intestinale atrophiée.

II. — FORMES ENVAHISSANTES BRONCHOGÈNES

Si j'en juge d'après mon expérience, la généralisation par aspiration est, chez le nourrisson, la plus fréquente des formes de
généralisation de la tuberculose.

Il suffit en effet, pour développer cette affection fatalement
mortelle, de la perforation dans une bronche d'une *seule* glande
tuberculeuse dont rien souvent ne faisait présager la présence. Si,
en effet, cette glande caséeuse se ramollit après avoir peu à peu
infiltré la paroi d'une grosse bronche et qu'elle s'ouvre brusquement à travers la paroi perforée en vidant son contenu dans tout
le lobe qui en dépend, bronche, bronchioles et alvéoles vont être
subitement inondés par une masse de pus qui contient des
myriades de bacilles de la tuberculose. Sous l'influence de ces
bacilles accumulés, il ne se produit pas de tubercules, mais bien
une vraie inflammation spécifique, une *pneumonie gélatineuse
desquamative* à laquelle succède très rapidement une *pneumonie
caséeuse aiguë* ayant une grande tendance à se ramollir.

Si la glande s'ouvre dans une bronchiole, il en résulte une *bronchopneumonie caséeuse aiguë.*

A. — Pneumonie caséeuse aiguë.

La pneumonie caséeuse aiguë peut donc apparaître d'une manière absolument inopinée et sans que rien ne l'annonce, car si la tuberculose larvée ou masquée qui la précède n'a pas été diagnostiquée préalablement ou si les signes d'apparence n'ont pas été appréciés à leur juste valeur, il peut paraître que l'enfant est pris soudainement, en pleine et parfaite santé, de symptômes aigus qui ressemblent à tel point à une pneumonie franche que le médecin sera tenté, en présence de ces signes, de porter un bon pronostic. Mais après une semaine d'observation, en présence de la profonde asthénie du bébé, de la durée plus longue de la fièvre, du manque de crise, de l'examen radioscopique si caracté- ristique et de la vomique d'un pus contenant des bacilles de Koch, il se verra obligé de réformer son diagnostic et de porter un pronostic fatal.

Sans doute le diagnostic sera déjà bien plus facile si c'est chez un bébé dont la tuberculose a été antérieurement révélée par une réaction de Mantoux positive, ou chez un enfant déjà suivi pour des manifestations tuberculeuses, que l'on voit subitement apparaître les symptômes d'une pneumonie franche. Mais, d'un autre côté, il ne faut pas oublier que la pneu- monie franche est beaucoup moins rare chez le bébé que ne l'admettent les auteurs, comme nous l'a démontré la fréquente apparition du *triangle de Weill* chez nos nourrissons que nous examinons toujours aux rayons X ; or rien n'empêche un bébé tuberculeux d'avoir une pneumonie franche. Le médecin se trouve donc, dans ces cas, placé devant le diagnostic différentiel si délicat de cette affection avec la pneumonie caséeuse, dia- gnostic important au point de vue du pronostic et du traitement.

Il est donc nécessaire, pour y arriver, d'examiner le bébé avec tout le soin désirable et de rechercher chez lui très spécialement les signes différentiels sur lesquels nous allons insister.

Symptômes. — La pneumonie caséeuse aiguë a l'allure d'une pneumonie franche dont la durée s'allonge pendant des mois.

PÉRIODE PNEUMONIQUE. — Le bébé est pris subitement d'une toux sèche accompagnée de symptômes graves : la température monte rapidement et d'un seul coup à 40° et s'accompagne quel- quefois d'une crise de convulsions, plus fréquemment de vomis- sements et de diarrhées parfois violentes. La respiration s'accélère et devient bruyante, si bien que chaque expiration s'accompagne d'une plainte : *plaint expiratoire*. La face est brûlante, rouge et violacée à la fois. Les oreilles, les lèvres, ainsi que les mains et les pieds, sont cyanosés, les extrémités sont glacées. Abattu, les yeux clos avec une expression de souffrance autour de la bouche, l'enfant somnole, réveillé par la soif et par de douloureux accès d'une toux sèche et fatigante.

Déjà, après quelques heures, l'examen montre une diminution unilatérale de la respiration et, au palper, une augmentation des vibrations produite par les cris. On constate du même côté, à la percussion, une matité à limites lobaires avec une résistance marquée au doigt, et, à l'auscultation, une respiration broncho-vésiculaire faisant bientôt place à un souffle bronchique accompagné de retentissement du cri et de râles sous-crépitants. On trouve en somme dans la pneumonie caséeuse les mêmes symptômes généraux et locaux que dans la pneumonie franche.

DIAGNOSTIC. — On se basera sur les faits suivants : dans la pneumonie caséeuse, l'examen du sang montre pendant tout le cours de la période pneumonique une *éosinophilie* nette qui n'existe dans la pneumonie franche qu'après la crise.

L'examen au Mantoux reste positif, alors qu'il disparaît dans toutes les pneumonies franches pendant la période fébrile.

Enfin l'examen radioscopique montre, au lieu du *triangle de Weill* si caractéristique de la pneumonie franche, une ombre intense, mais irrégulière de forme, et qui ne respecte nullement les limites lobaires (*ombre pseudo-lobaire*).

Grâce à ces trois signes, le médecin peut donc, dès les premiers jours, établir son diagnostic et surtout poser un pronostic fatal, bien différent de celui de la pneumonie franche.

Dans quelques cas plutôt exceptionnels, l'anorexie absolue, la cachexie et la fièvre conduisent le bébé en peu de jours au tombeau, mais il n'en est pas habituellement ainsi : l'enfant passe dans la période de ramollissement.

PÉRIODE DE RAMOLLISSEMENT. — Le septième jour se passe sans amener de crise, l'état reste grave, la fièvre continue, mais elle tend à prendre l'allure d'une fièvre septique, à grandes oscillations. La dyspnée plaintive ne cesse pas et cet état persiste avec des hauts et des bas pendant six à huit semaines. Vers la fin de cette période, on note que la toux prend peu à peu le caractère coqueluchoïde, la face rougit et les yeux s'injectent à chaque accès de toux.

Un jour, l'enfant vomit ou crache, au milieu de son accès, une cuillerée à soupe et même davantage de pus dans lequel on trouve des quantités considérables de bacilles de Koch. En examinant alors le bébé, on trouve à la place du souffle, ou à côté du souffle, de gros râles caverneux parfois amphoriques, et aux rayons X on s'aperçoit que l'ombre noire pneumonique, que l'on avait si nettement constatée avant, se trouve remplacée dans sa plus

grande partie par une volumineuse caverne plus ou moins anfractueuse. Ces vomiques peuvent se renouveler, et chaque fois on
voit la caverne augmenter de volume.

Peu à peu la dyspnée s'accroît, l'enfant se cyanose et tombe
dans une somnolence de plus en plus profonde qui n'est interrompue que par des crises d'agitation et d'angoisse, jusqu'à ce
qu'enfin survienne la mort qui termine les souffrances du pauvre
bébé.

Obs. V. — **Pneumonie caséeuse aiguë**. — C... (Jeanne), trois mois,
est née à terme. Elle a été nourrie au sein pendant un mois par sa
mère phtisique et soignée avec grand dévouement par son père, phtisique,
lui aussi.

Première période : Tuberculose suspecte. — Jeanne entre dans le service e

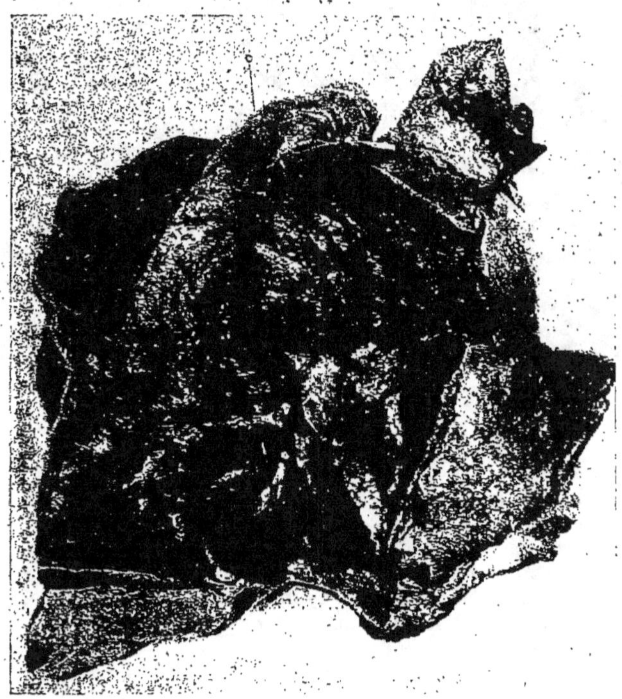

Fig. 16. — Pneumonie caséeuse aiguë. Vomique caverneuse (Obs. V).

17 juin 1914 pour dyspepsie et anémie, vomissements *post cibum*. Sang :
hémoglobine, 70 p. 100 ; globules rouges, 4 000 000 ; globules blancs, 11 720.
Rœntgen : tabes hilaire droit net. Mantoux fait tous les quinze jours reste
négatif pendant tout le troisième et le quatrième mois, aussi l'enfant est-elle
soignée pour *tuberculose suspecte*. Pas de tuberculinothérapie.

Deuxième période : Tabes hilaire tuberculeux. — Température normale
avec légères poussées à maximum 38°,2 pendant le cinquième mois. A ce

moment le Mantoux devient *positif*. Le poids continue à augmenter : il
était à l'arrivée de 3300, il monte progressivement jusqu'à 6050. Gain :
+ 2750.

Troisième période : Pneumonie caséeuse. — Subitement, le 23 octobre,
fièvre vive, atteignant en deux jours 40°,5. Plaint expiratoire. Dyspnée,
facies pneumonique, cyanose, matité du sommet droit. Souffle bron-

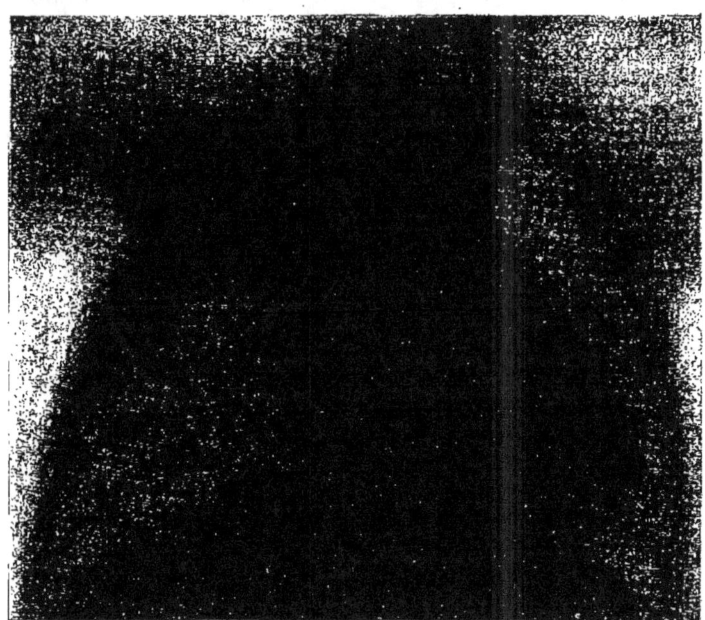

Fig. 17. — Pneumonie caséeuse : sommet droit (Obs. V).

chique. Aux rayons : ombre au sommet droit empiétant sur le lobe moyen.
Hépato et splénomégalie. Eosinophilie. L'état persiste sous forme de
poussées fébriles jusqu'au 29 décembre, soit deux mois (fig. 17).

Quatrième période : Vomique et caverne pneumonique. — Le 29, le bébé,
dans un accès de toux coqueluchoïde, vomit quelques glaires purulentes contenant de très nombreux bacilles de Koch. La cyanose augmente; matité,
souffle et râles amphoriques. Aux rayons : caverne irrégulière anfractueuse qui augmente de semaine en semaine. Mort le 22 janvier ; la maladie a duré trois mois.

Nécropsie : Ganglions trachéo-bronchiques caséeux. Ganglions hilaires
caséeux. Pneumonie caséeuse, lobe supérieur et moyen droit. Cavernules
nombreuses (fig. 16).

Obs. VI. — **Pneumonie caséeuse. Énorme caverne pneumo-
nique.** — C... (Roger), trois semaines, né à terme, nourri deux jours par
sa mère atteinte de miliaire.

Première période : Tuberculose suspecte. — Entre le 3 mai pour dyspepsie et
anémie. Poids : 2300. *Mantoux négatif.* Rœntgen : *tabes hilaire à droite.*

Traité pour *tuberculose masquée suspecte.* Sort le 15 juillet avec
4150 (+ 1850).

Deuxième période : Pneumonie caséeuse (soixante jours). — Rentre le 21 novembre 1913 pour bronchopneumonie. Début 20 novembre, vomissements, diarrhée, fièvre vive (40°), toux, plaint expiratoire.

Examen 39°,8, Cyanose, dyspnée, plaint expiratoire, toux bitonale, *Mantoux positif, 10* ᵐᵐ. Base droite matité, résistance au doigt. Souffle bronchique, râles. Sang : hémoglobine, 85 ; globules rouges, 5 000 000 ;

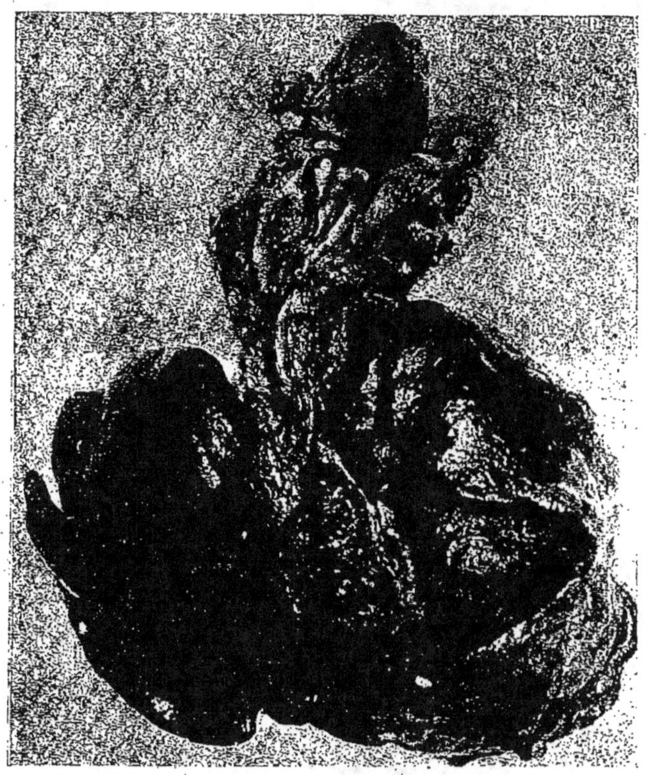

Fig. 18. — Pneumonie caséeuse aiguë gauche. Caverne pneumonique
(Obs. VI).

globules blancs, 42 000 ; *éosinophilie,* splénomégalie. Rœntgen : *ombre pseudo-lobaire, lobe moyen et base droite* (fig. 19).

Troisième période : *Vomique et caverne pneumonique* (trois jours). — Le 10 janvier, vomique énorme, deux cuillerées à soupe de pus contenant des amas de bacilles de Koch. Le tout précédé d'accès de toux coqueluchoïde pendant plusieurs jours. La fièvre diminue, asphyxie. Aux rayons : vaste caverne irrégulière (fig. 20), somnolence. Mort le 13 janvier.

Nécropsie : Caséification des globules trachéo-bronchiques. Infiltration du nerf récurrent gauche. Pneumonie caséeuse, lobes moyen et inférieur (fig. 18).

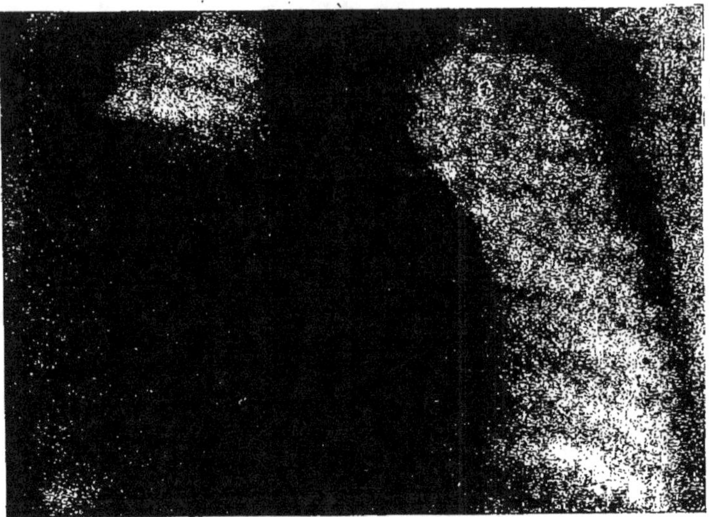

Fig. 19. — Pneumonie caséeuse avant la vomique (position ventro-dorsale)
(Obs. VI).

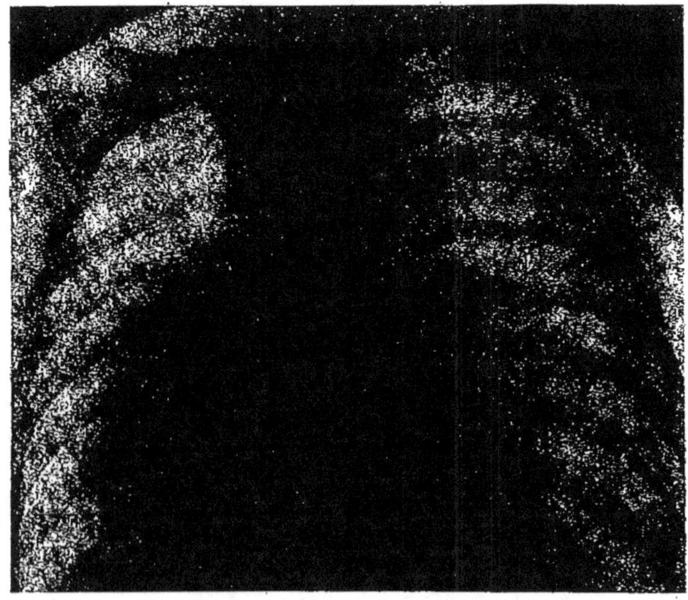

Fig. 20. — Pneumonie caséeuse après la vomique (position dorso-ventrale).
Caverne pneumonique (Obs. VI).

B. — Bronchopneumonie caséeuse subaiguë ou chronique du nourrisson.

C'est la forme la plus rare de la tuberculose du nourrisson, mais elle est intéressante parce que c'est celle qui correspond le mieux, au moins en apparence, à la phtisie de l'adulte. Sans doute elle présente la localisation et l'allure galopante qui sont si spéciales au nourrisson, car elle débute par le hile et non pas par le sommet comme chez l'adulte, et, au lieu de se limiter et de s'enkyster, comme chez lui, dans du tissu conjonctif cicatriciel, elle envahit peu à peu tout le poumon, tantôt en caséifiant les infiltrations périglandulaires, tantôt en formant de nombreux petits foyers nouveaux de bronchopneumonie caséeuse par l'aspiration dans les bronchioles de gouttelettes de pus qui proviennent de petits ganglions ramollis qui crèvent. C'est à ce dernier mode de propagation que la bronchopneumonie caséeuse doit son caractère *rapidement envahissant* que l'on peut suivre sur l'écran de semaine en semaine et qui lui donne l'allure d'une phtisie galopante. C'est encore à ce mode d'extension que l'on doit attribuer son deuxième caractère *cavernuleux*, car, d'une part, les foyers de bronchopneumonie caséeuse sont des foyers *ouverts* en communication avec les bronchioles, aussi s'y vident-ils en laissant ainsi de petites cavernules de la grosseur d'un pois dont les parois sont formées de tissu caséeux en voie de ramollissement (*cavernules bronchopneumoniques*), et, d'autre part, les petits ganglions péribronchiques ramollis et vidés forment un deuxième groupe de petites cavités : les *cavernules ganglionnaires*.

Symptômes. — La bronchopneumonie caséeuse a l'allure d'une bronchopneumonie ordinaire dont la durée s'allongerait désespérément.

PÉRIODE BRONCHOPNEUMONIQUE. — C'est lentement et progressivement que se développent les symptômes de la maladie, qui s'exacerbe cependant brusquement en apparence au moment d'une poussée plus marquée. L'enfant a mauvaise mine, son teint est blafard, mélange de pâleur et de cyanose. Il tousse sec et respire rapidement, et il n'est pas exceptionnel de l'entendre se plaindre à chaque expiration comme dans la pneumonie.

La température de 38° à 39°,5 peut durer des semaines et des mois sans arrêt, mais il n'est pas rare de la voir, sans cause explicable, retomber à la normale pendant de longues semaines sans que l'état local paraisse se modifier. Cette fièvre présente de grandes oscillations, comme dans la typhobacillose, si bien que l'enfant peut avoir 36° le matin et 40° le soir. Cette fièvre à grandes oscillations réapparaît toujours dans la dernière *période cavernuleuse*, lorsque les cavernules sont en proie à l'infection mixte.

L'état général est beaucoup moins atteint dans la bronchopneumonie caséeuse que dans la pneumonie caséeuse aiguë, l'enfant n'est pas continuellement somnolent, il a souvent le matin des périodes de gaieté et de malice, mais elles font place, lors de l'hyperthermie du soir, à de la somnolence. L'appétit est conservé et les fonctions intestinales sont le plus souvent peu altérées.

A l'examen du bébé, on trouve presque toujours d'un côté, plus rarement des deux, un foyer plus ou moins étendu présentant une matité avec résistance au doigt, mais le souffle bronchique est exceptionnel et le plus souvent remplacé par des râles à moyennes et grosses bulles qui parfois présentent un timbre cavernuleux, surtout en deuxième période. A l'écran radioscopique, on constate nettement l'étendue et les limites de la lésion sous forme d'une ombre nette, plus dense, le plus souvent bilatérale, quelquefois unilatérale prédominante et, dans ce cas, le plus souvent droite (fig. 22). C'est là un signe diagnostique important, car, dans la bronchopneumonie ordinaire, l'examen radioscopique est le plus souvent négatif.

Période cavernuleuse. — Après de longs mois de maladie, le bébé passe peu à peu dans la période de ramollissement, caractérisée par la reprise de la fièvre à grandes oscillations, par les râles plus nombreux à timbre cavernuleux, enfin souvent par des accès de toux à timbre coquelucboïde qui précèdent les petites vomiques. C'est là en effet un symptôme qui doit attirer l'attention chez le nourrisson qui ne crache pas ; ce sont de petites vomiques de glaires et de pus, car ce pus contient toujours des bacilles de Koch en nombre considérable.

Je n'ai jamais observé les hémoptysies, ni les pétéchies cutanées multiples que Finkelstein regarde comme caractéristiques des cavernules de la bronchopneumonie caséeuse.

Le bébé peut succomber à la cachexie. Miné par la fièvre, affaibli par l'anorexie, fréquente dans la période cavernuleuse, et par des diarrhées qui ne sont pas rares, il meurt amaigri et profondément cachectisé. Dans d'autres cas, sa somnolence augmente, il devient raide, puis il est pris de convulsions qui ne laissent aucun doute sur la miliaire méningée qui emporte l'enfant.

Obs. VII. — **Bronchopneumonie caséeuse subaiguë.** — B... (Robert), né à terme, nourri six semaines par sa mère tuberculeuse.

I. *Période bronchopneumonique.* — L'enfant entre le 11 avril 1914 pour diarrhée et vomissements ; il était déjà malade et fébrile depuis plusieurs semaines à la maison, au dire des parents.

Faciès amaigri, teint blafard, vaso-dilaté, hépato et splénomégalie.

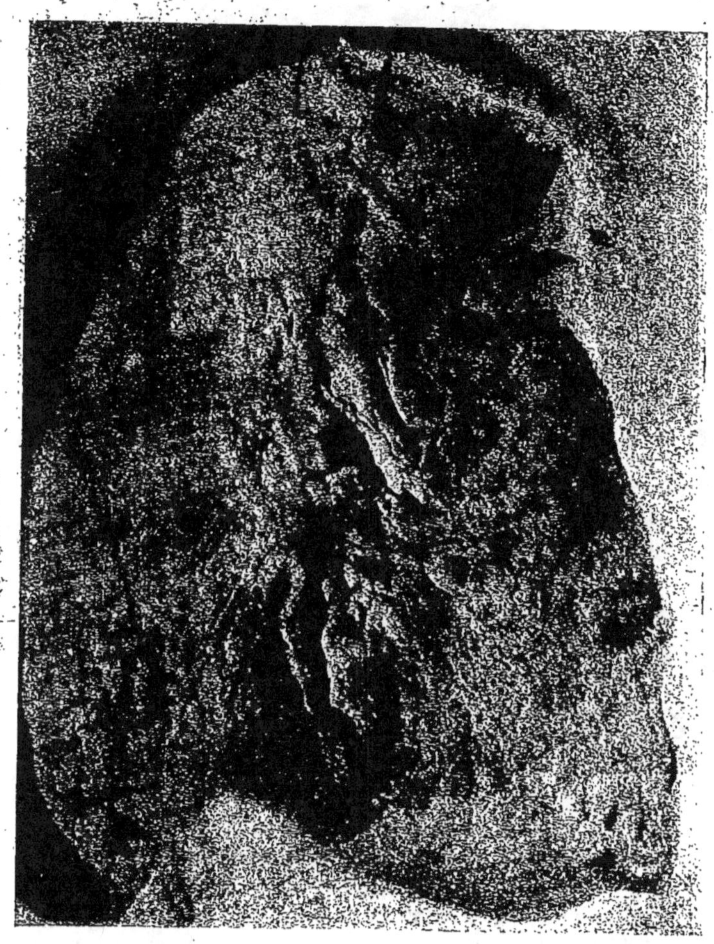

Fig. 21. — Bronchopneumonie caséuse (Obs. VII).

Mantoux positif, 8^{mm}. Submatité lobe moyen gauche, râles nombreux, respiration bronchovésiculaire. Aux rayons : tabes hilaire gauche en bec de canard. Température 36°-38°,8.

Pendant plus de six mois, nous suivons chaque semaine, à l'auscultation et à l'écran, le rapide envahissement de tout le poumon gauche (fig. 22).

II. *Période cavernuleuse.* — Température à grandes oscillations. Cachexie progressive. Matité de tout le poumon gauche, souffle bronchique, râles à grosses bulles, à timbre amphorique. Avec des accès de toux quinteuse sortent des glaires purulentes contenant de très nombreux bacilles de Koch.

Anorexie progressive. Mort.

Autopsie : Foyers excessivement nombreux, occupant tout le poumon gauche, de bronchopneumonie caséeuse, gros ganglions caséeux au hile. Nombreuses cavernules ganglionnaires et bronchopneumoniques (fig. 21).

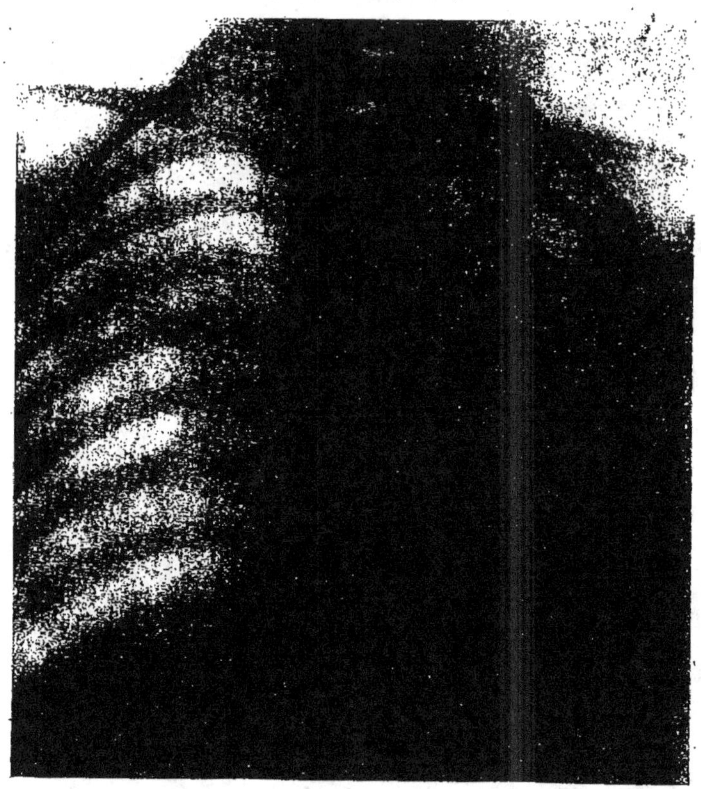

Fig. 22. — Ombre de bronchopneumonie caséeuse (Obs. VII).

Obs. VIII. — **Bronchopneumonie caséeuse.** — Sch... (Marcel), dix mois, né à terme, nourri artificiellement.

Premier séjour, du 2 août au 25 août, pour vomissements *post cibum* et entérite. Toussottement, facies vaso-dilaté; cheveux, cils, sourcils abondants; hépato et splénomégalie. Micropolyadénie.

Hérédité : père tuberculeux. Mantoux positif, 8mm. Pirquet positif. Rœntgen : ombre droite nette.

Deuxième séjour : 10 septembre, entre pour vomissements, constipation, somnolence. Stertor expiratoire net. *Mantoux le 12 septembre diminué*, 2mm. Rœntgen *en bec de canard* avec ombre se dirigeant sur la base droite (fig. 24). Pouls rapide régulier, fièvre 38º,5.

25 septembre : Somnolence augmente, anorexie, stertor expiratoire, toux quinteuse. Rœntgen : ombre s'étend visiblement, ventre ballonné (péritonisme).

1er octobre : Déviation conjuguée, tête et yeux à droite. Raie méningitique. Raideurs, mouvements convulsifs. Kernig positif. Ponction lom—

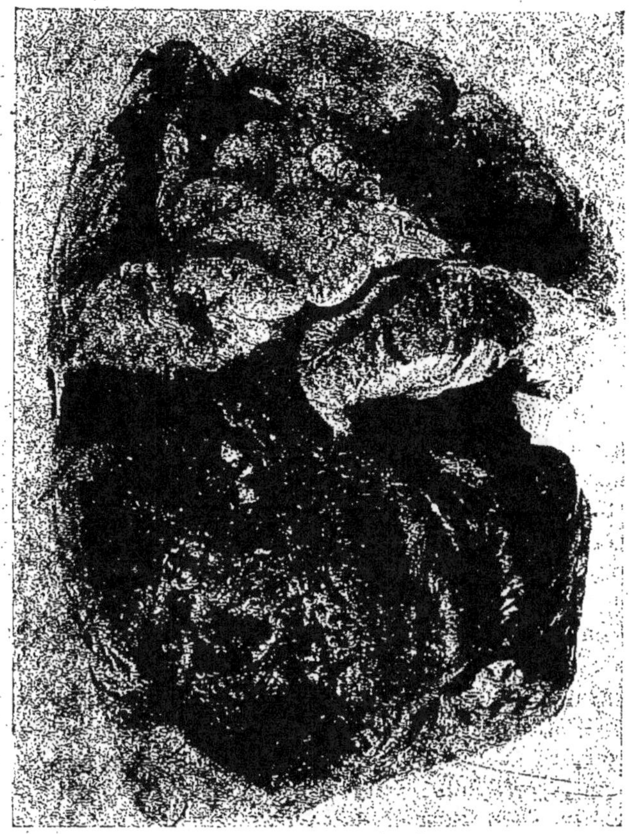

Fig. 23. — Bronchopneumonie caséeuse aiguë, formation de séquestre
(Obs. VIII).

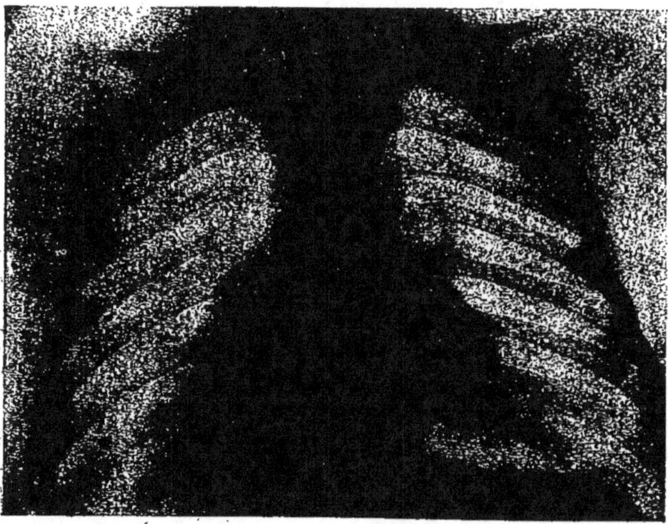

Fig. 24.. — Ombre de bronchopneumonie caséeuse droite (Obs. VIII).

baire : pression, 26 centimètres. On retire 18 centimètres cubes de liquide. *Nonne* légèrement positif, 2 globules blancs par millimètre cube. Pas de bacilles de Koch au Ziehl, ventre météorisé (péritonite miliaire). Malgré ces signes de miliaire, le Rœntgen ne montre qu'une ombre à la base droite, avec *clair caverneux en bas. Pas d'état marbré ni granité. Mantoux négatif.* Mort le 4 septembre.

Autopsie : Bronchopneumonie caséeuse droite, caverne bronchopneumonique en bas, *pas de miliaire pulmonaire* (fig. 23). Miliaire péritonéale, foie, rate, rein. Méningite tuberculeuse à la base. Hydrocéphalie, atrophie thymus et capsules surrénales.

III. — *FORMES ENVAHISSANTES HÉMATOGÈNES*

Ce sont, après les formes pneumoniques, celles des formes envahissantes qui sont les plus fréquentes chez le nourrisson, car on les observe dans 40 p. 100 des cas.

Tantôt la miliaire est l'aboutissant brusque d'une tuberculose localisée connue ou méconnue, et elle paraît alors se produire subitement et sans prodromes ; tantôt elle accompagne une des autres formes de la généralisation (*forme envahissante mixte*). Il suffit, en effet, pour qu'une miliaire se produise, qu'une glande ramollie s'ouvre dans un *vaisseau* et qu'une grande quantité de bacilles inonde ainsi, soit la circulation pulmonaire seule, si l'ouverture s'est faite dans l'artère pulmonaire, soit la circulation générale, si l'ouverture s'est produite dans une ramification de la veine pulmonaire. Il en résulte, dans le premier cas, une *miliaire aiguë pulmonaire*, dans le second une *miliaire aiguë généralisée* ou une *miliaire subaiguë*, suivant l'importance de l'infection sanguine.

S'il s'agit simplement d'une infiltration de la paroi vasculaire ou même de *tubercules endovasculaires*, l'infection sanguine est beaucoup plus discrète, plus rare et beaucoup plus lente ; aussi se produit-il dans ces cas soit une *miliaire chronique généralisée*, soit une *miliaire chronique localisée ou multiple* qui donne naissance aux formes variées de la tuberculose chirurgicale.

A. — Miliaire aiguë pulmonaire.

Lorsque la glande s'est ouverte dans une des ramifications de l'artère pulmonaire, les tubercules miliaires peuvent se trouver presque exclusivement dans le parenchyme pulmonaire (*miliaire pulmonaire pure*) et, dans ce cas, on ne trouvera que de rares tubercules miliaires très clairsemés dans le reste de l'organisme. Mais le plus souvent la miliaire aiguë pulmonaire n'est que la localisation prédominante d'une tuberculose miliaire généralisée.

Symptômes. — Le bébé atteint de miliaire aiguë pulmoniare se présente à nous avec tous les signes d'une bronchite capillaire

fébrile; c'est dire que les symptômes asphyxiques sont extrêmement prédominants. Il est pris plus ou moins rapidement d'une
toux persistante continuelle et que rien ne peut calmer, accompagnée d'une dyspnée intense avec soulèvement convulsif des ailes
du nez et des muscles accessoires, et surtout d'une cyanose considérable avec somnolence, alternant avec une grande agitation.
La température oscille entre 38° et 39°.

A l'examen du poumon, on ne constate pas de signes de localisation nette; partout s'entendent des ronchi, des sibilances, des
râles secs, crépitants et sous-crépitants, des râles humides à petites
bulles : un vrai *bruit de tempête*. Parfois seulement on trouve les
signes de petits foyers fugaces de submatité avec respiration
soufflée, très rarement des foyers persistants dus à une petite
pneumonie caséeuse concomitante.

Si le diagnostic de tuberculose masquée ou apparente avait été
fait auparavant, le diagnostic de miliaire pulmonaire s'imposera
nécessairement à l'esprit du médecin en constatant que la somnolence et l'asphyxie ne correspondent pas aux signes physiques
pulmonaires.

Mais s'il s'agit d'un cas vu pour la première fois, le diagnostic
serait extrêmement difficile, car *la réaction de Mantoux est négative*, comme dans toutes les miliaires, si les rayons X ne nous
prêtaient pas ici un secours inespéré. Reyher, en 1905, mentionne
déjà ce signe pathognomonique que j'ai pu constater dès lors
dans tous nos cas, sans exception, et que j'ai été quelque peu
étonné d'entendre citer, à la dernière réunion des pédiatres, par
Ribadeau-Dumas, comme une nouveauté : c'est l'*ombre granitée* ou
l'*ombre marbrée*, car on observe tantôt l'une, tantôt l'autre de
ces images, que le poumon donne à la radioscopie presque mieux
encore qu'à la radiographie. Ce signe est pathognomonique et
décisif.

Obs. IX. — **Miliaire pulmonaire aiguë.** — M... (Angel), trois mois,
né à terme. Pas de renseignements positifs sur l'hérédité.

Entré le 3 septembre 1912 pour toux, anorexie et vomissements. Rapidement la température monte et se maintient jusqu'à la mort entre 38°
et 39°. Faciès pâle, maigre, cyanosé, dyspnée intense ; les ailes du nez se sou-
lèvent, toux sèche, continuelle, ronchi, sibilances, râles au sommet gauche,
légère submatité avec respiration broncho-vésiculaire, hépato et splénomégalie. *Mantoux négatif. Rayons : état granité typique.* Le 18 et le 19,
l'état s'aggrave, convulsions et raideur du bras, fontanelle bombée.
Cheyne-Stokes. Mort le 21.

Nécropsie : Tuberculose miliaire confluente des deux poumons, foyers
d'atélectasie disséminés. Tuberculose des ganglions trachéo-bronchiques
dont plusieurs sont ramollis. Tubercules miliaires sur la pie-mère de la
base, autour du cervelet et de la protubérance.

B. — Miliaire généralisée aiguë et subaiguë.

La tuberculose miliaire aiguë peut apparaître en pleine santé apparente; c'est ce qui se produit si la tuberculose masquée ou apparente n'a pas été diagnostiquée antérieurement. Dans d'autres cas, les symptômes du début de la miliaire s'ajoutent peu à peu aux symptômes déjà présentés par le nourrisson.

Symptômes. — Période prodromique. — Les prodromes sont exceptionnels, mais, quand ils existent, ils peuvent durer plusieurs semaines ; ce sont : l'anorexie. l'amaigrissement rapide, la toux souvent opiniâtre, enfin le changement d'humeur et la fièvre.

Période d'invasion. — Le début est tantôt brusque et marqué par une subite apparition de la fièvre, souvent accompagnée de vomissements et de diarrhées, comme s'il s'agissait d'une pneumonie ; tantôt il est plus lent et ressemble à l'invasion de la grippe ou à la période d'invasion de la rougeole, car il s'accompagne de fièvre, de dyspnée, de toux, enfin de prostration.

Période d'état. — 1° Symptômes généraux. — Le bébé présente pendant cette période des symptômes généraux, souvent si accentués qu'ils masquent entièrement les symptômes locaux ; aussi la maladie prend-elle l'allure d'une fièvre typhoïde : c'est la *forme typhoïde ou septique.*

Le bébé montre un facies tendu, inquiet, souffrant et très angoissé; sa fièvre est vive, irrégulière et oscille entre 38° et 39°; vers la fin, elle tend à monter et il n'est pas rare alors de la voir atteindre 40° et même 41° ; le foie est gros, la rate dépasse le rebord costal, son bord est dur, enfin l'état général est mauvais, l'amaigrissement et l'anémie augmentent chaque jour. Si nous ajoutons que le *Mantoux est négatif* comme dans toutes les miliaires et que la *diazo-réaction est positive* comme dans la fièvre typhoïde, on comprendra la difficulté du diagnostic.

Diagnostic. — Sans doute il y a une *leucocytose* dans la miliaire, une *leucopénie* et un *Widal positif* dans la typhoïde, mais ces examens ne sont probants que dans la deuxième semaïne, ce qui est bien tard.

Il est donc indiqué, pour faire le diagnostic, de rechercher avec soin les symptômes de souffrance de tous les autres organes, la miliaire les atteignant tous.

2° Symptômes thoraciques. — Les symptômes respiratoires que présente le bébé sont ceux de la miliaire pulmonaire, mais très atténués : toux sèche, fréquente, persistante ; dyspnée avec soulèvement des ailes du nez, cyanose intense, alors qu'à l'auscultation on trouve peu de chose, des ronchi, des sibilances, de nombreux râles secs et humides, surtout les derniers jours. Ces symptômes sont ceux d'une bronchiolite banale. A l'examen radio-scopique, par contre, on constatera le symptôme décisif dont nous avons parlé : l'*état granité ou marbré du poumon*.

3° SYMPTÔMES ABDOMINAUX. — Anorexie absolue, vomissements et diarrhée. Le ventre, malgré les signes cérébraux qui l'exige-raient *en bateau*, est tendu. *ballonné, météorisé*, ce qui est un *signe important de miliaire péritonéale*, comme Finkelstein le fait déjà remarquer dans son ouvrage de 1905. Marfan, à son tour, insiste sur ce signe que j'ai, dès lors, toujours enseigné et trouvé vérifié par l'autopsie.

Dans les formes où la miliaire n'atteint pas le péritoine, on observe au contraire de la constipation spasmodique et le ventre en bateau, symptôme caractéristique de l'hydrocéphalie.

4° SYMPTÔMES NERVEUX. — Au début, on constate chez le bébé de l'agitation, des cris ; plus tard, de la somnolence, puis du sopor. La fontanelle est bombée. Les mouvements sont tremblés, il existe de l'hyperesthésie, parfois des raideurs et des convulsions. Plus rarement enfin, on constatera tous les signes classiques de la méningite.

5° SYMPTÔMES OCULAIRES. — Dans les miliaires généralisées, on peut constater du ptosis, de l'inégalité pupillaire, du strabisme, de la déviation conjuguée de la tête et des yeux. A l'ophtalmo-scope, on reconnaît fréquemment, mais pas toujours, de la papillite de stase.

Quant aux tubercules choroïdiens, je n'en ai observé qu'un seul cas, lors même que je les ai recherchés avec soin dans toutes les méningites.

6° SYMPTÔME RÉNAL. — Albuminurie fréquente.

Lorsque l'on constate l'état de souffrance de tous ces organes, joint aux symptômes généraux, le diagnostic de miliaire générali-sée s'impose ; il sera confirmé par l'*ombre granitée* aux rayons X.

La durée de la miliaire aiguë dépasse rarement six semaines.

Miliaire généralisée subaiguë ou typhobacillose de Landouzy.

L'évolution est très atténuée dans cette forme, qui peut durer des semaines, sans altérer véritablement l'état général. Elle se présente au clinicien comme une fièvre gastrique de moyenne intensité et dure de deux à six semaines. Tout semble alors rentrer dans l'ordre, et rien, si ce n'est peut-être la radioscopie, ne per-mettrait de supposer chez l'enfant une maladie de la gravité d'une miliaire. Mais, après quelques mois, on voit en général réappa raître la fièvre qui s'accompagne cette fois de toux, de prostration,

enfin de tous les symptômes d'une miliaire aiguë, et qui se termine
rapidement par la mort.

L'autopsie démontre alors, à côté de la granulie de date récente,
une granulie généralisée plus ancienne. Tous les organes internes
sont parsemés de tubercules *plus gros et caséifiés* au centre, dont
l'âge, d'après les anatomo-pathologistes, correspondrait exactement à la poussée atténuée de la typhobacillose.

Finkelstein affirme que cette forme est fréquente chez le nourrisson, mais que l'on n'a guère l'occasion de la voir que dans les
asiles de nourrissons, car les symptômes de la typhobacillose sont
trop peu accentués pour que le bébé qui en est atteint soit conduit
dans un hôpital où il n'entre que pour la poussée finale et
l'autopsie.

J'ai, pour ma part, vu plusieurs fois cette forme dans la
deuxième enfance, entre deux et quatre ans, mais je ne l'ai encore
jamais observée chez le nourrisson.

Miliaire généralisée chronique.

La miliaire généralisée chronique existe-t-elle ?

La dénomination de *tuberculose généralisée chronique apyrétique du nourrisson* de Aviragnet, admise et décrite par Marfan
en 1892 dans la *Semaine médicale* et par Bouchut sous le nom
de *granulie chronique diffuse,* semble bien indiquer une forme
apyrétique généralisée de la miliaire que ces auteurs déclaraient
fréquente.

M. Marfan paraît du reste avoir modifié sa manière de voir, car
les thèses plus récentes de ses élèves Mme Mantoux et Ségard ne
parlent plus que de *cachexie ganglionnaire apyrétique*, en sup-
primant avec raison, à mon avis, le mot de *généralisée*, et les
symptômes qu'ils en donnent correspondent en effet d'une manière
complète à la forme masquée athrepsique, qui est une forme *localisée* de la tuberculose.

Quant à la *granulie chronique généralisée apyrétique*, je ne
veux naturellement pas en nier l'existence chez le nourrisson,
mais elle doit être excessivement rare, puisque nous ne l'avons
jamais observée.

Miliaire localisée chronique.

C'est cette forme qui constitue la *tuberculose chirurgicale* des
auteurs allemands et la *tuberculose généralisée à manifestations
multiples* des pédiatres français. Elle est plus fréquente chez le
petit enfant qu'à l'âge du nourrisson, où elle s'observe cependant
quelquefois; aussi devons-nous rapidement la mentionner, quoi-

qu'elle ne rentre pas absolument dans le cadre de notre étude.

Ces bébés ont tous : 1º Une adénopathie tuberculeuse primitive trachéo-bronchique qui a plus ou moins impressionné leur état général, et qui se cache sous le masque anémique ou athrepsique;

2º Une ou plusieurs métastases secondaires qui dépendent le plus souvent d'une *endartérite tuberculeuse* en rapport avec les ganglions trachéo-bronchiques et qui donnent naissance à des tuberculoses localisées dans la région de la métastase.

Ces métastases peuvent se manifester sous forme de :

1º TUBERCULOSES OSSEUSES. — Les tuberculoses osseuses sont relativement fréquentes chez le nourrisson, puisque 8 p. 100 des cas de Lannelongue appartenaient à la première année. Elles se présentent :

a) Tantôt sous forme d'une *ostéomyélite tuberculeuse des os longs* qui, chez le nourrisson, se localise avec prédilection dans les phalanges et phalangines des doigts ou des orteils. Elle s'accompagne d'une périostite réactive qui boursoufle l'os, d'où le nom de *spina ventosa* que l'on donne à cette affection qui peut être quelquefois l'unique métastase tuberculeuse du bébé ;

b) Tantôt sous forme de *carie tuberculeuse des os courts* dont la carie vertébrale connue sous le nom de *mal de Pott* est la plus fréquente chez le nourrisson. J'en ai observé trois cas chez des enfants de moins d'un an ;

c) Tantôt enfin sous forme de *tuberculose des os plats du crâne* qui existe même chez le nourrisson et qui se manifeste par des *gommes tuberculeuses* multiples du crâne dont nous avons longtemps pu suivre un exemple fort curieux ;

d) Les *otites chroniques tuberculeuses*, relativement fréquentes chez le nourrisson, et que beaucoup d'auteurs regardent comme d'origine métastatique, me paraissent en grande majorité provenir d'adénoïdite tuberculeuse.

2º TUBERCULOSES ARTICULAIRES. — Les arthrites, les ostéoarthrites, les synovites sont beaucoup plus fréquentes chez les petits enfants, mais elles ne sont pas inconnues chez le nourrisson.

3º TUBERCULOSES GANGLIONNAIRES. — Si la micropolyadénie de Legroux est extrêmement fréquente chez le nourrisson au cou, aux aisselles, au pli de l'aine, et si elle est quelquefois tuberculeuse (Lesage, Mirinescu) et par conséquent d'origine métastatique, il est loin d'en être toujours ainsi, car le plus souvent nos inoculations au cobaye ont été négatives.

Il n'en est pas de même de la *macropolyadénie sus-claviculaire* qui est toujours d'origine tuberculeuse. Mais elle se produit le plus souvent par voie lymphogène, comme nous l'avons vu, et non

pas par voie métastatique. Elle ne rentre donc pas dans le cadre
des miliaires chroniques.

Les *lymphomes tuberculeux*, fréquents dans la deuxième
enfance, sont rares chez le nourrisson.

4° TUBERCULOSES CUTANÉES. — Les tuberculoses cutanées, par
contre, sont relativement fréquentes chez le bébé.

Tantôt on observe les *tuberculides papulo-squameuses* qui, à
elles seules, permettent de porter le diagnostic de tuberculose,
comme l'a indiqué le premier Hamburger.

Ce sont des papules peu nombreuses : trois à six, au plus dix,
situées sur le ventre, la poitrine, le dos ou les extrémités. Ces papules, qui n'ont aucune tendance à l'ulcération, ont la dimension
d'une tête d'épingle, rarement plus grosses ; elles sont rondes et
peu proéminentes ; leur couleur, d'abord nettement rosée, devient
peu à peu bleuâtre, puis brune, à mesure que s'étend à leur surface
la petite squame brune qui les caractérise. Si l'on tend la peau,
elles deviennent brillantes et se dépriment légèrement au centre.

Tantôt ce sont les *tuberculides papulo-nécrotiques*, que l'on
observe le plus ordinairement aux extrémités, mais quelquefois
aux fesses et aux oreilles. Ce sont d'abord des papules peu nombreuses, mais volumineuses et qui peuvent atteindre le volume d'une
lentille ou d'un pois. Elles se nécrosent rapidement au centre ; aussi
se forme-t-il bientôt une croûte brunâtre qui, en tombant, laisse
un ulcère cratériforme dont le fond saigne au moindre contact et
qui ne présente aucune tendance à la guérison. Quand une fois
cette ulcération se guérit, elle laisse une cicatrice typique sous
forme d'une tache ronde, blanche, entourée d'une zone brune.

Tantôt enfin ce sont des *gommes tuberculeuses solitaires ou
multiples,* sur la fréquence desquelles Weill et Mouriquand ont
insisté et que nous avons en effet observées à plusieurs reprises
chez nos nourrissons tuberculeux, et qui ont une importance diagnostique indéniable. Ce sont les *scrofulodermes* des Allemands,
qui sont tantôt solitaires, tantôt nombreux et disséminés. Ils
commencent par une infiltration dans la profondeur de la peau
qui grossit lentement jusqu'au volume d'une noisette, en prenant
une teinte bleuâtre et un certain reflet luisant, puis ils se ramol-
lissent. Après avoir persisté des mois, les uns disparaissent spontanément, les autres se vident d'eux-mêmes, tout en entretenant
une suppuration interminable. La fistule est alors entourée d'un
tissu de granulations rouge bleuâtre, saignant facilement et n'a
aucune tendance à la guérison. Cette suppuration persistante est
due au fait que le pus tuberculeux engendre dans le trajet et sur
la peau dénudée une *réaction de Pirquet spontanée*, si bien que
l'enfant s'immunise lui-même pendant sa longue suppuration,

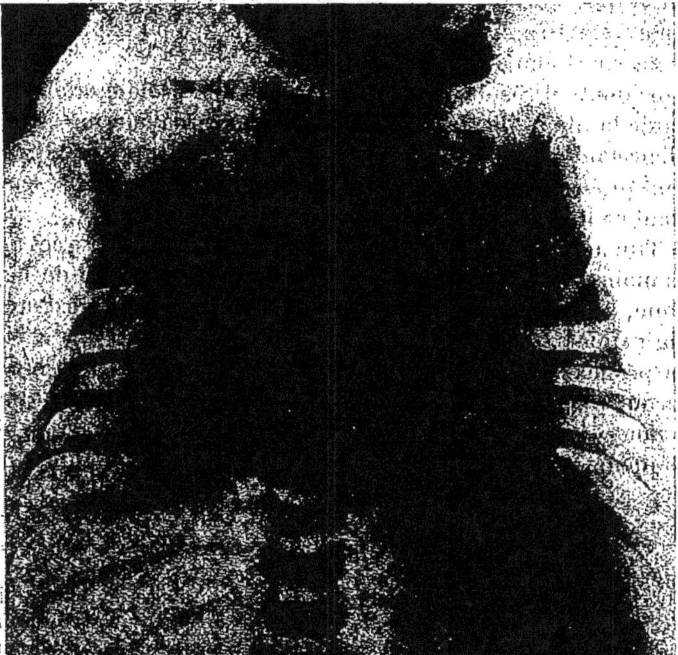

Fig. 25. — Miliaire. État granité du poumon (Obs. X).

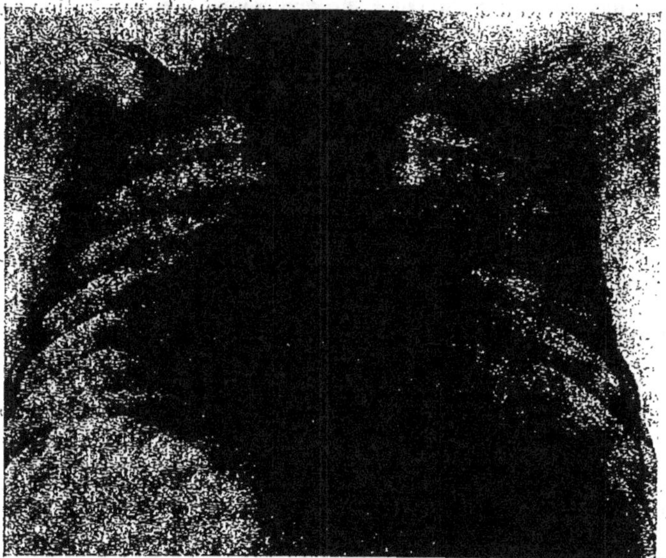

Fig. 26. — Miliaire. État marbré du poumon (Obs. XI).

résultat que Marfan, avec son admirable génie clinique, a été le premier à mettre en lumière et que Pirquet n'a pu expliquer que plus de vingt ans après.

Sans doute il résulte de ce phénomène une prolongation de la maladie locale et de larges cicatrices bleuâtres ayant une grande tendance à s'enfoncer, qui défigurent le bébé devenu grand; mais ce lent processus de guérison a l'immense avantage de préserver l'enfant contre toute réinfection possible.

5° TUBERCULOSE D'ORGANES. — Enfin on peut observer à cet âge, mais moins fréquemment que plus tard, la tuberculose de l'épididyme, de l'ovaire, du cerveau, du cervelet, etc., qui est aussi d'origine métastatique.

Le pronostic de la tuberculose chirurgicale du nourrisson est beaucoup moins grave que celui de la forme médicale, ce qui tient sans doute au fait que chaque métastase est si minime qu'elle implique une tuberculinisation parallèle de l'organisme qui l'immunise graduellement.

OBS. X. — **Miliaire aiguë généralisée.** — B... (Auguste), six semaines, né à terme, nourri artificiellement.

Entre le 27 mai 1915, pour anorexie absolue, datant de huit jours. Poids 3 350 grammes. Le bébé a un teint pâle, cyanosé, dyspnée, *stertor expiratoire*, se plaint, gémit, s'agite beaucoup ; micropolyadénie, hépato et splénomégalie. *Mantoux négatif*, fièvre. *Symptômes nerveux* : agitation alternant avec asthénie, aspect angoissé. Kernig négatif. *Symptômes respiratoires* : dyspnée intense, pas de toux, ronchi, sibilances. *Symptômes digestifs* : *ventre ballonné, caput medusæ*, ni diarrhée, ni vomissements, respiration soufflée à droite. Rœntgen : ombre nette de tabes hilaire droit, *aspect granité typique* (fig. 25). Mort le 3 juin d'asphyxie. Diagnostic : *miliaire générale et péritonéale*.

Nécropsie : Tuberculose trachéo-bronchique caséifiée surtout à droite, miliaire généralisée poumon, plèvres, rate, foie, rein, surrénales, péritoine, intestin, méninges.

OBS. XI. — **Miliaire à type méningitique.** — A... (Arnold), trois mois, né à terme, nourri artificiellement. Père tuberculeux.

PREMIER SÉJOUR à trois mois, 4 juillet 1913 au 7 août 1913 : *forme suspecte masquée dyspeptique. Mantoux négatif.* Rœntgen : ombre hilaire droite. Poids augmente de 900 grammes. Micropolyadénie, hépatomégalie, monothermie.

DEUXIÈME SÉJOUR, 14 janvier 1914, pour anémie grave : *forme anémique pseudo-leucémique.* Teint café au lait. Foie à l'ombilic. Rate dure descend jusqu'à l'ombilic. Sang : hémoglobine, 50 p. 100; globules rouges : 1 500 000; globules blancs : 27 720; myélocytose, monoblastes. *Mantoux positif.* Rœntgen : tabes hilaire droit net.

TROISIÈME SÉJOUR, 13 mars 1914, mort le 14 mars de méningite avec miliaire. Cyanose, dyspnée forte, ronchi, sibilances sans parallélisme. Ventre ballonné. *Caput medusæ. Péritonisme.*

Déviation conjuguée. Fontanelle bombée. Kernig et Osler positifs. Convulsions. Papillite de stase. *Mantoux négatif.*

Rœntgen : *tabes hilaire droit, aspect marbré* (fig. 26).

FORMES CLINIQUES DE LA TUBERCULOSE DU NOURRISSON

Les formes cliniques de la tuberculose du nourrisson sont basées sur deux lois qui régissent la marche de l'infection tuberculeuse dans son organisme.

1º La première de ces lois nous apprend que le bacille, pénétrant dans l'organisme d'un nourrisson qui est un organisme sans défense, traverse la muqueuse sans laisser de traces, ou en ne laissant qu'une lésion insignifiante (chancre d'inoculation), et pénètre dans les glandes régionales. Il en résulte une *adéno-pathie trachéo-bronchique* dans 90 p. 100 des cas; un *tabes mésaraïque* dans 10 p. 100 des cas, la porte d'entrée pulmonaire étant de beaucoup la plus fréquente.

2º La seconde de ces lois découle de la même origine, c'est-à-dire du manque de défenses du nourrisson. Alors que chez l'enfant plus âgé la défense ganglionnaire offre une barrière sûre et empêche, sauf accident, le bacille de Koch de pénétrer plus avant, la tuberculose restant ainsi *locale*, *fermée* et *ganglionnaire*, chez le nourrisson le ganglion n'offre qu'une courte étape qui est traversée en quelques semaines par le bacille qui envahit l'organisme tout entier du nourrisson, soit par voie lymphatique, soit par voie sanguine, soit par pénétration dans les bronches.

Ces deux lois et cette marche si typique nous prouvent que s'il est possible d'isoler, chez le nourrisson, des formes cliniques de la tuberculose qui correspondent à des tableaux symptomatiques spéciaux, nettement reconnaissables en clinique, elles obligent aussi le clinicien avisé à ne pas les envisager comme des formes définitives, mais bien comme des *stades*, comme des *périodes d'une évolution progressive* qui se produit chez le nourrisson avec une rapidité telle qu'elle ressemble bien souvent à une catastrophe.

Nous pouvons donc diviser la tuberculose du nourrisson en deux grands groupes de formes cliniques :

1º Les *formes localisees*, dans lesquelles la lésion est encore limitée aux ganglions trachéo-bronchiques ou mésaraïques ;

2º Les *formes envahissantes* ou généralisées dans lesquelles le bacille, rompant ses limites ganglionnaires, envahit l'organisme tout entier.

FORMES LOCALISÉES

Ce sont les formes les plus difficiles à diagnostiquer, parce que leurs symptômes encore estompés et mal définis sont malaisés à reconnaître, mais ce sont aussi les formes les plus importantes au point de vue du pronostic et du traitement, car ce sont les seules que nous puissions combattre et traiter avec quelques chances de succès.

Il y a donc une importance extrème non seulement à les reconnaître, mais encore à les dépister dès leurs premiers débuts, afin de pouvoir de suite instituer le traitement.

Or les lésions de la tuberculose du nourrisson sont, pendant cette première période, cachées dans les ganglions profondément enfouis qui entourent le hile du poumon et la bifurcation de la trachée, et, dans des cas très exceptionnels, dans les groupes ganglionnaires du mésentère ou rétropéritonéaux ; il en résulte que les symptômes produits sont si peu développés et si difficiles à affirmer d'une manière indubitable que les signes physiques ne jouent qu'un rôle très effacé et tout à fait secondaire dans le diagnostic de cette première période de la tuberculose du nourrisson.

Seuls certains symptômes généraux attirent l'attention et peuvent engager le clinicien qui les connaît à examiner les petits malades de plus près, à contrôler ces symptômes par des recherches biologiques, enfin à étayer le diagnostic par la recherche des signes locaux physiques et radioscopiques.

C'est pour cette raison qu'il est absolument indispensable de décrire les formes cliniques que peut revêtir la tuberculose du nourrisson à la période du début, car ces symptômes masquent le plus souvent d'une manière si complète la tuberculose que, si l'on n'en est pas prévenu, l'erreur de diagnostic est inévitable : la tuberculose est méconnue et l'on se contente de traiter la *dyspepsie* ou l'*anémie* du nourrisson, en perdant ainsi un temps précieux qui ne se rattrapera plus lorsque les symptômes de certitude deviendront apparents.

Nous étudierons donc en premier lieu les formes cliniques et les symptômes généraux de la tuberculose localisée du nourrisson, et nous condenserons dans un second chapitre l'étude des symptômes locaux : physiques et radioscopiques, qui sont les mêmes dans toutes ces formes, en étayant chaque fois notre exposé par le résumé de quelques-unes de nos observations.

SIGNES CLINIQUES DE LA TUBERCULOSE LOCALISÉE

Nous pouvons distinguer quatre formes de tuberculose localisée :
1º La forme larvée ;
2º La forme suspecte ;
3º La forme masquée dyspeptique ;
4º La forme masquée anémique.

I. — La forme larvée.

Cette forme est loin d'être exceptionnelle, et depuis que nous *mantousons* tous les nourrissons qui entrent dans le service, nous sommes stupéfait de voir combien souvent des bébés ayant l'apparence de la santé la plus parfaite et présentant tous les caractères de l'eutrophie la plus manifeste sont cependant déjà infectés par le bacille de Koch.

Ce qui attire en effet l'attention sur l'infection tuberculeuse dans la forme larvée, ce n'est pas le *facies* qui est normal : le bébé est rosé et souriant, son poids, sa taille sont normaux ; ce n'est pas l'examen de son système nerveux qui ne montre aucun trouble, car le sommeil est calme et profond ; ni l'état de sa dentition et de son ossification qui ne présentent aucune anomalie et évoluent normalement ; ni l'examen des fonctions statiques, qui ne montrent aucun retard sur la norme.

Ce qui attire l'attention sur la tuberculose dans la forme larvée, c'est uniquement la *réaction positive du Mantoux* qui se produit chez un bébé qui a été amené dans le service pour une toute autre cause, une fois pour une crise de convulsions, l'autre fois pour un eczéma, d'autres fois encore pour une constipation opiniâtre, etc. Il est probable que dans ces cas le bacille de Koch est peu virulent, ou bien que l'organisme du nourrisson résiste à l'influence toxique de la tuberculine, car l'examen du sang ne montre aucune trace d'anémie, pas même de leucocytose appréciable, et l'examen de la température ne montre aucune hyperthermie, quelquefois seulement des oscillations thermiques de cinq dixièmes, un peu plus élevées que ne le permet la *monothermie* habituelle du nourrisson.

Mais si, instruit par le Mantoux, on procède à un examen minutieux des régions ganglionnaires, on est souvent surpris d'y trouver, à la radioscopie, des ombres latérales ou en cheminée,

indiquant la présence de ganglions volumineux dans les espaces
trachéobro-nchiques ou rétrosternaux, et, à l'examen physique,
des matités suspectes ou des modifications de transmission de
la respiration et de la voix indiquant des ganglions hypertrophiés.

Obs. XII. — **Tuberculose larvée**. — M... (Germaine), six mois, née
à terme avec un poids de 3 070 grammes, nourrie un mois au sein, puis
de un à cinq mois à la farine Nestlé exclusivement !

Entrée le 27 décembre 1914 pour indigestion accidentelle avec vomis-

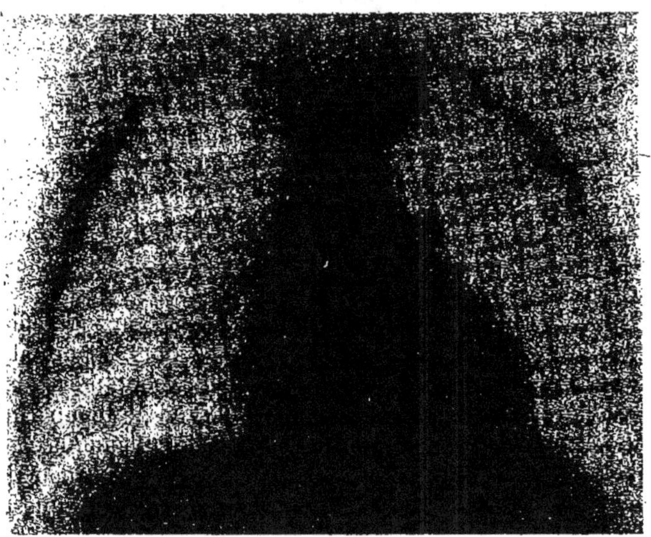

Fig. 27. — Tuberculose larvée. Ombre ganglionnaire bilatérale (Obs. XII).

sements: Poids 5 800 (normal 5 600). Très belle enfant, absolument normale en apparence. Pas trace de rachitisme.

Foie et rate normaux. Première dent à cinq mois. *Mantoux* 5^{mm}. *Pirquet positif*. Radioscopie : adénopathie bilatérale nette (fig. 27). Température: poussées thermiques.

Traitement tuberculinique refusé par les parents. *Trop bel enfant !*

II. — La forme suspecte.

Cette forme, bien différente de la précédente, est importante à
connaître au point de vue du traitement précoce. Les nourrissons
atteints de tuberculose suspecte sont des bébés malingres à facies
et symptômes tantôt anémiques, tantôt athrepsiques. Leur hérédité est tarée soit du côté paternel, soit du côté maternel, ou bien
ils ont vécu en contact avec un vieux tousseur. Examinés aux

rayons X, ils montrent une ombre plus que suspecte, tantôt en cheminée, tantôt en bec de canard, débordant l'ombre cardiaque. Et cependant *les examens au Pirquet et au Mantoux sont absolument négatifs*. Ces cas sont fréquents, si j'en consulte mon expérience. Nous les désignons à la clinique sous le nom de *tuberculoses suspectes* et nous faisons faire chez eux le Mantoux tous les quinze jours, sachant, par expérience, qu'il faut, après l'infection, *au moins trois mois* pour que les réactions tuberculiniques apparaissent.

Relevons l'affirmation de mon élève Jeanneret sur cette question, qui affirme que tout nourrisson *qui ne réagit pas n'est pas tuberculeux*.

Il s'appuie, en effet, sur les expériences de Schurmann (de Berne) qui démontrent que, chez le cobaye inoculé avec le bacille de Koch, la réaction locale se montre au plus tard dix jours après l'infection. Cela prouve tout au plus que le nourrisson n'est pas un cobaye et que le nombre des bacilles utilisés pour l'infection artificielle est infiniment plus grand que celui qui pénètre lors d'une infection naturelle, car Hamburger, puis Kleinschmidt ont démontré qu'infecté avec une dose de 1/10000000 de milligramme de bacille, le cobaye ne donnait le Mantoux qu'après trois mois et demi, alors qu'il le donnait déjà après six jours lorsqu'on l'infectait avec 1/10 de milligramme.

Nous savons enfin que l'organisme jeune a une faculté moins développée de préparer les anticorps tuberculeux, comme Kleinschmidt a pu le démontrer même chez le cobaye. Si l'on injecte à des cobayes nouveau-nés et à des cobayes âgés de quelques semaines la même dose de la même culture de bacille de Koch, il faut six semaines aux nouveau-nés pour qu'ils réagissent au Mantoux, alors qu'après six jours les cobayes plus âgés y réagissent déjà.

Ces faits dûment constatés démontrent que la tuberculose suspecte existe et qu'il faut savoir compter avec elle.

Lorsqu'il s'agit d'un nourrisson à hérédité nettement tuberculeuse, ou *en contact avec un vieux ou un jeune tousseur*, lorsque ce nourrisson présente le masque de l'anémie ou de l'athrepsie et que l'examen aux rayons X est bien nettement positif, il faut affirmer : *tuberculose suspecte*. Mais, avant de commencer le traitement à la tuberculine, il faut savoir attendre la preuve définitive qui sera donnée par le Mantoux pratiqué chaque quinzaine et qui subitement et sous nos yeux deviendra positif et le restera définitivement.

Il me serait facile d'en citer un grand nombre d'exemples. Les suivants suffiront.

Tuberculoses suspectes. — Obs. XIII. — C... (Roger), trois semaines.
Mère tuberculeuse, meurt de miliaire quelques jours après la naissance.
Rœntgen : ombre en bec de canard à droite. Masque athrepsique. *Man-
toux constamment négatif*, de trois semaines à trois mois. Rentre à
sept mois avec une pneumonie caséeuse. Mantoux positif (fig. 28).
Autopsie à neuf mois confirme le diagnostic.

Obs. XIV. — C... (Jeanne), trois mois. Père et mère tuberculeux.
Masque anémique. Rœntgen : bec de canard à droite avec ombre en che-
minée. Ce bébé n'est plus sorti du service jusqu'à sa mort. Troisième mois :
Mantoux négatif; quatrième mois : Mantoux négatif; cinquième mois,
Mantoux négatif ; *sixième mois et dès lors positif*. Huitième mois, pneu-
monie caséeuse, vomique. *Dixième mois, mort et nécropsie confirmative*.

Obs. XV. — C... (Edouard), quatorze semaines. Père et mère tuberculeux. Masque athrepsique. Rœntgen : ombre ganglionnaire droite. Mantoux
négatif (fig. 29), et resté négatif jusqu'à aujourd'hui, quatrième mois.

III. — Les formes masquées.

Ce sont certainement, de toutes les formes localisées de la tuberculose du nourrisson, les plus fréquentes et les plus importantes.
Aussi est-il absolument nécessaire que le médecin d'enfants
les connaisse bien, s'il veut éviter une erreur de diagnostic, sans
cela inévitable.

La tuberculotoxine, nous le savons, circule dans tout l'organisme d'un nourrisson infecté par le bacille de Koch. Aussi devrions-
nous trouver dans toutes les parties et dans tous les systèmes de
cet organisme des manifestations de souffrance. Sans doute ces
symptômes existent, mais ils sont le plus souvent si estompés et
si peu nets, ils consistent si fréquemment en des troubles vagues
que nous retrouvons dans toutes les dystrophies quelles qu'en
soient les causes, qu'ils ne sauraient en aucune façon être envi-
sagés comme caractéristiques de la tuberculose.

Quelques auteurs envisagent cependant *certaines modifications
produites dans le système nerveux* comme symptomatiques du
début de la tuberculose chez le nourrisson. Il est exact que l'on
observe chez le nourrisson atteint de tuberculose, comme chez
l'enfant plus âgé, un changement de caractère : le bébé perd sa
gaîté, il ne sourit plus, il ne gazouille que rarement, il pleure
beaucoup et sans motifs, il s'endort difficilement et, une fois
endormi, il dort mal et se réveille souvent, et le matin son
réveil est difficile et le plus souvent triste.

Mais ces symptômes, qui se retrouvent dans d'autres maladies,
n'atteignent jamais le degré que l'on observe chez le grand
enfant, où ils sont souvent si développés qu'ils en deviennent
caractéristiques, au point que l'on a décrit chez lui une *forme
nerveuse* de l'invasion tuberculeuse. Le seul symptôme d'origine
nerveuse qui puisse être regardé comme caractéristique, mais

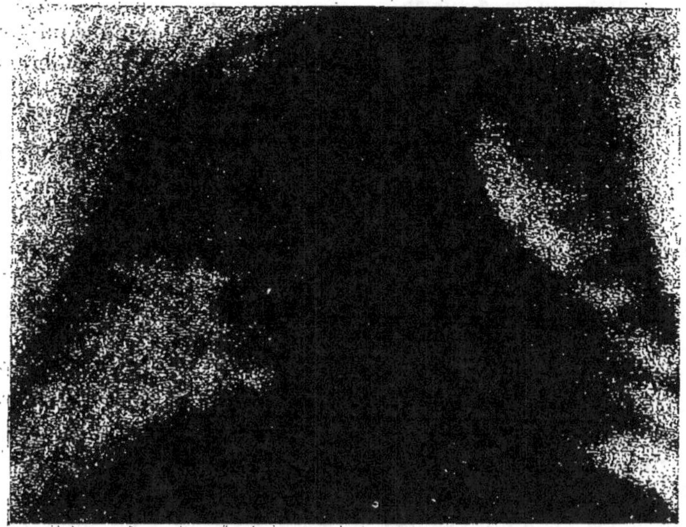

Fig. 28. — Ombre de pneumonie caséeuse droite (1er séjour, Mantoux positif)
(Obs. XIII).

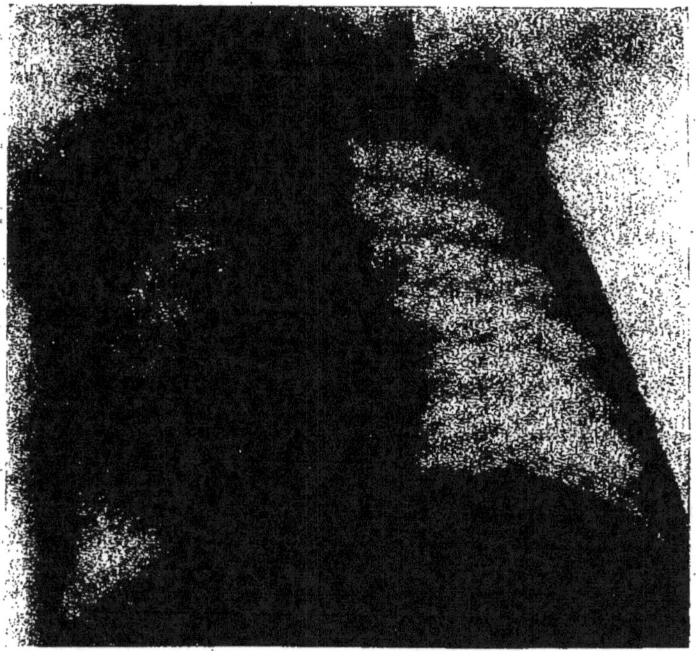

Fig. 29. — Ombre en bec de canard à droite (Mantoux négatif, 5e mois) (Obs. XV).

il est difficile de le rechercher chez le nourrisson à cause de son
agitation, est la diminution de la pression sanguine qui tombe
avec le Gaertner, seul instrument pratique pour la recherche de
la pression à cet âge, au-dessous de 80 millimètres.

Contrairement à beaucoup d'auteurs, nous n'attribuerons pas
non plus d'importance diagnostique à la *fièvre*, qui est du reste
tout à fait exceptionnelle et éphémère dans les formes masquées
de la tuberculose, ce qui est naturel, puisque l'hyperthermie est
surtout due aux infections mixtes. Les grandes oscillations qui
troublent le caractère monothermique de la température normale
du nourrisson auraient, d'après Finkelstein, quelque importance
diagnostique. Mais ces oscillations de 1 degré sont si fréquentes
chez les nourrissons dès qu'ils sont atteints de troubles digestifs
quelconques ou d'une infection banale du bassinet, des adénoïdes
ou de l'oreille moyenne, qu'elles perdent toute importance diagnostique.

En somme, il ne reste, à notre avis, que deux manifestations
habituelles de l'intoxication tuberculeuse qui sont loin d'être
pathognomoniques, car d'autres causes les produisent aussi, mais
qui doivent éveiller les soupçons du médecin : la première, c'est
l'action hémolytique de la tuberculotoxine ; la seconde, c'est
l'action destructive qu'elle exerce sur les ferments digestifs. Il en
résulte, suivant l'état de résistance du terrain et suivant sa force
de compensation, des troubles quelquefois à peine apparents et
que le bébé supporte sans paraître en souffrir ; c'est la forme que
nous avons déjà étudiée sous le nom de *forme larvée* de la tuberculose du nourrisson.

Mais ces troubles peuvent, d'autres fois, prendre une importance
telle, qu'ils *masquent* absolument la tuberculose qui en est la
cause, si bien que le bébé ne paraît atteint que de *dyspepsie
organique* ou d'*anémie essentielle*, ou des deux maladies com-
binées ; aussi arrive-t-il fréquemment que le médecin, se
contentant de ce diagnostic, ne soigne que ces maladies, en
négligeant d'en rechercher la cause et d'en faire le traitement
pathogénique. Il en résulte un grand préjudice pour le nourrisson ; aussi est-il indispensable que le médecin d'enfants
apprenne à démasquer la tuberculose derrière cette apparence
de maladie essentielle.

Nous aurons donc à décrire, dans la forme masquée, deux
tableaux différents :

La *forme masquée dyspeptique* ;

La *forme masquée anémique*.

A. — Forme masquée dyspeptique.

Chez l'enfant plus âgé la destruction des glandes du tube digestif par la *tuberculotoxine* paraît se localiser plus spécialement sur les glandes stomacales. Nous avons trouvé en effet dans nos recherches, qui seront publiées par notre interne, le Dr Thilo, que 85 p. 100 des enfants tuberculeux sont *anachlorhydriques et apeptiques*. Chez les nourrissons, la destruction des glandes digestives paraît être plus générale, car la plupart d'entre eux sont atteints de dyspepsie toxique portant sur les graisses et les hydrocarbones et quelques-uns seulement présentent les symptômes de la dyspepsie albumineuse avec anachlorhydrie.

Dans quelques cas, la destruction était si profonde que les bébés ne pouvaient plus même digérer un repas ne contenant que 70 calories par kilogramme, ce qui représente la *dose minima* de l'enfant normal ; aussi les symptômes présentés par ces enfants étaient-ils ceux de l'*athrepsie*.

Symptômes de la forme dyspeptique. — Le bébé est le plus souvent pâle, ses yeux sont excavés, son nez saillant, ses joues amaigries et ses côtes visibles. Sa peau est sèche et flétrie et son panicule adipeux est peu développé. Son poids est en dessous de la normale.

L'appétit est en général diminué et l'enfant refuse de finir sa bouteille ; une fois le repas terminé, il a des renvois à odeur aigrelette, il a des régurgitations de lait caillé ou non caillé et, plusieurs heures après le repas, surviennent fréquemment des vomissements en jets, glaireux, à odeur aigre et quelquefois à odeur butyrique et fétide.

L'enfant souffre de coliques qui se manifestent par des cris perçants, des grimaces et des mouvements violents des bras et des jambes qui sont repliées sur le ventre. Ces coliques se terminent le plus souvent par des gaz. Le ventre est météorisé, luisant et tendu comme un tambour, ce qui est dû à la présence de gaz intestinaux qui gênent la circulation abdominale, à tel point qu'il n'est pas rare de constater à la surface du ventre un *caput medusæ* nettement visible.

Les selles sont tantôt jaune pâle et solides, tantôt glaireuses à gros grumeaux blancs, mais elles ont toujours une réaction acide et une odeur fortement butyrique.

Le bébé est agité, triste et grognon ; il dort mal et peu ; sa température, sans être fébrile, montre des oscillations de 1 degré et plus ; son sang a de 50 à 80 p. 100 d'hémoglobine, mais sa formule sanguine est normale. La pression sanguine est inférieure à 80.

Symptômes de la forme athrepsique. — Dans la forme athrepsique, le bébé présente à un degré plus ou moins accentué le *facies Voltaire* si caractéristique de cette maladie. Il a la figure d'un petit vieux à peau ridée, plissée, parcheminée, comme celle d'un vieillard; son teint est pâle et jaune. L'ossature de la face est visible à travers la peau. Les yeux sont excavés, le nez est pointu et son extrémité est rouge bleuâtre; les pommettes sont saillantes et le menton proéminent; la bouche, encadrée par des lèvres rouges et cyanosées, est énorme et largement ouverte; elle paraît occuper toute la face.

Au-dessous du thorax amaigri, dont toutes les côtes et le sternum sont visibles, on voit l'abdomen ballonné ou flasque, recouvert d'une peau mince dont les plis persistent longtemps.

Les membres inertes ne sont plus constitués que par les os recouverts d'une peau sèche, flétrie et plissée. La plante des pieds et la paume des mains présentent une rougeur violacée.

Cet aspect si caractéristique s'accompagne, dans les cas graves, d'une hypothermie, d'une respiration irrégulière et d'une agitation intense, enfin d'une concentration du sang due à la dessiccation de l'organisme qui se manifeste par une *hyperglobulie* de 6000000 et une *hyperchromémie* de 105 à 160 p. 100.

On le voit, les symptômes de la forme dyspeptique et de la forme athrepsique ne se distinguent en rien des formes essentielles ou hypotrophiques de la dyspepsie organique et de l'athrepsie.

Mais, en examinant avec attention, on trouvera le plus souvent chez ces enfants quelques traits qui n'appartiennent pas aux dyspepsies et qui pourront, sinon permettre de poser un diagnostic certain, du moins éveiller le soupçon et engager le pédiatre à pousser l'examen jusqu'à la recherche des signes locaux et des réactions biologiques de la tuberculose.

Ces signes sont : le facies de vaso-dilatation, la micropolyadénie, la macropolyadénie cervicale et l'hypertrophie de la rate et du foie.

Le facies vaso-dilaté. — Ce facies, sur lequel j'attire l'attention depuis bien des années, me paraît surtout d'une grande utilité.

Nous avons déjà signalé un des symptômes les plus caractéristiques de la vaso-dilatation cutanée générale que l'on observe chez l'enfant tuberculeux : c'est l'*abaissement de la pression sanguine*, mais il y en a d'autres plus faciles à percevoir.

L'hypertrichose. — Alors que le dyspeptique essentiel a le poil rare, sec, cassant et triste de couleur, la vaso-dilatation de la peau de la partie supérieure du corps développe le poil chez le dyspeptique tuberculeux. Ses cheveux sont longs, soyeux et brillants, ses sourcils sont abondants, ses cils sont bien arqués et longs, enfin son front, ses tempes, son cou, ses épaules, ses bras et ses reins sont recouverts de lanugo.

La rougeur cyanotique des muqueuses. — Alors que le dyspeptique essentiel a les muqueuses décolorées, la vaso-dilatation donne au dyspeptique tuberculeux des lèvres rouges, des gencives rouges et des ongles cyanosés

La peau humide. — Alors que le dyspeptique essentiel est un desséché et que ses glandes sudoripares sont inactives, le dyspeptique tuberculeux est un amaigri et par conséquent un flétri, mais sa vaso-dilatation amène un hyperfonctionnement des glandes sudoripares de la tête et de la paume des mains qui sont facilement humides, mais qui ne sont pas couvertes de sueur, à moins que le bébé ne soit en même temps rachitique, ce qui n'est pas rare. C'est à ce même hyperfonctionnement des glandes que l'on peut attribuer le regard brillant, humide et tendre qui accompagne presque toujours le facies vaso-dilaté.

Sans doute le facies vaso-dilaté n'est pas pathognomonique, car il peut manquer; mais, quand il existe, il est si caractéristique qu'il vaut la peine de l'évoquer, ne serait-ce que pour éveiller l'attention de l'étudiant, en lui faisant penser à la *possibilité* de la tuberculose.

La micropolyadénie. — Ce signe, sur lequel Legroux a surtout insisté, ne me paraît nullement caractéristique de la tuberculose, toutes les infections et intoxications du bébé pouvant la produire.

La macropolyadénie. — Par contre, la présence de plusieurs ganglions de la grosseur d'un pois ou d'une noisette dans les fosses sus-claviculaires, sur la paroi thoracique ou sur la paroi abdominale, ganglions qui communiquent avec la plèvre et le péritoine, me paraît avoir pour le diagnostic de la tuberculose une importance au moins égale aux ganglions épitrochléens de Hochsinger pour la syphilis. J'ai donné à ce signe le nom de *macropolyadénie*; il me paraît caractéristique de la tuberculose, mais son absence n'indique nullement qu'elle n'existe pas.

L'hépato et la splénomégalie. — La splénomégalie et surtout l'hépatomégalie sont des indices si fréquents en clinique infantile que nous ne pouvons pas leur attribuer une importance quelconque dans le diagnostic de la tuberculose.

Tous ces signes ne peuvent nous servir que d'avertissement. Ils nous engageront, pour confirmer ou pour infirmer cette première indication, à rechercher les signes locaux de l'adénopathie trachéo-bronchique, mais surtout la réaction de Mantoux qui est la seule réaction pathognomonique à cet âge.

Obs. XVI. — **Forme masquée dyspeptique.** — T... (Mina), trois mois, née à terme, nourrie un mois au sein, puis au lait coupé et Nestlé. Entrée le 6 octobre 1913 pour *dyspepsie* : renvois, vomissements, selles dyspeptiques acides. *Hérédité* : grand'mère tuberculeuse.

Taille petite. Poids 3500 grammes ; amaigrie, teint pâle. Facies *vaso-dilaté* : hypertrichose, muqueuses rouges, mains humides, pas de rachitisme. Micropolyadénie. Hépatomégalie. Rate normale. Pas de signes locaux nets. Rœntgen : ombre ganglionnaire bilatérale. *Mantoux positif, 8*^{mm}. Traitement : lait albumineux, larosan. Augmentation de poids de 1500 grammes. Pas de traitement. Reprise par les parents.

Obs. XVII. — **Forme masquée athrepsique.** — B... (Marcel), vingt-cinq jours, né à terme, nourri trois jours au sein, puis au lait coupé. Entré le 5 mai 1915 pour *athrepsie* : vomissements, muguet, selles dyspeptiques grasses.

Hérédité normale. Taille petite. Poids 3300 grammes. Facies Voltaire, fontanelles enfoncées, os du crâne chevauchent ; amaigrissement squelettique. Vaso-dilatation, pilosité, muqueuses rouges, mains humides, paume et palme pelure d'oignon, pas de rachitisme. Micropolyadénie. Hépatomégalie. Splénomégalie. Pas de signes trachéo-bronchiques. Rœntgen : ganglions nets à droite. *Mantoux positif, 8*^{mm}, *le trentième jour* (mère soi-disant saine).

Traitement : lait albumineux. *Traitement tuberculinique avec ATK* de 0,0001 à 20 centigrammes en trois mois. Augmentation de poids 1850 grammes. Sort le 3 août 1915, guérison apparente.

B. — Forme masquée anémique.

Cette forme est plus rare que la précédente, mais elle s'observe indubitablement, comme nous allons le démontrer, et cela à tous les degrés, même sous la forme de l'anémie pseudo-leucémique de von Jacksh que l'on croyait autrefois dépendre surtout de l'intoxication syphilitique.

L'intoxication tuberculeuse exerce, en effet, non seulement une action hémolytique, plus ou moins intense, sur les hématies, mais elle diminue et même, dans les cas graves, elle paralyse la fonction hématopoïétique de la moelle osseuse du bébé.

Aussi, suivant l'intensité de l'action hémolysante, suivant l'état d'activité antérieure de la moelle osseuse, enfin suivant sa force de réaction hématopoïétique, pourrons-nous observer trois degrés de tuberculose masquée anémique.

1° L'ANÉMIE SIMPLE, caractérisée par une hémolyse moyenne et par une réaction normale *orthoplastique* de la moelle osseuse.

Si nous passons au microscope la revue des troupes sanguines, nous constaterons que la proportion de l'hémoglobine et le nombre des hématies ont seuls légèrement diminué, l'image sanguine est restée presque normale ; la caserne de dépôt, représentée par la moelle osseuse, suffisant à remplir les vides avec des globules normaux formés de soldats adultes et en pleine vigueur.

2º L'ANÉMIE PSEUDO-LEUCÉMIQUE, caractérisée par une hémolyse forte et par une réaction insuffisante, *hypoplastique*, de la moelle osseuse.

La revue des troupes sanguines nous montre une forte diminution de l'hémoglobine et des globules rouges et une modification profonde de l'image sanguine, la moelle osseuse, obligée de faire flèche de tout bois, envoyant sur le front les jeunes recrues rouges de tout âge : les *normoblastes* et les *macrocytes*, et les jeunes recrues blanches les plus récentes : les *myélocytes* et même les *myéloblastes*.

3º L'ANÉMIE PERNICIEUSE, caractérisée par une hémolyse intense et par une hématopoïèse faible ou même nulle, *aplastique*, de la moelle osseuse devenue rouge.

L'inspection du sang nous montre une diminution considérable des globules rouges avec une diminution moindre de l'hémoglobine. L'index globulaire est donc supérieur à 1 !

L'inspection de l'image sanguine montre un aspect presque normal; seuls de nombreux globules rouges, formés de vieux vétérans, plus gros et plus chargés d'hémoglobine, frappent le regard : *macrocytose*. Enfin, ici et là, on aperçoit un représentant de la dernière classe de recrues sous forme d'un *gigantoblaste*; les globules blancs sont fortement diminués : *leucopénie*.

Telles sont les trois formes d'anémie sous lesquelles nous voyons se masquer la tuberculose du nourrisson.

Le *facies* de la forme masquée anémique ne présente que peu de différence avec celui des anémies dites essentielles, qui sont toutes des anémies symptomatiques. La face est d'une pâleur plus ou moins cireuse, plus ou moins couleur café au lait. Cette pâleur est surtout marquée aux oreilles, au front, au pourtour des yeux, du nez et de la bouche. Les muqueuses gingivales et conjonctivales sont décolorées.

Par contre, grâce à la vaso-dilatation, les lèvres et les ongles sont rouges, cyanosés et tranchent, par leur couleur trop rouge, sur le fond trop blanc du visage et des doigts. Ce signe, que l'on ne retrouve pas dans les autres anémies symptomatiques, permet d'emblée de soupçonner la tuberculose derrière l'anémie.

L'embonpoint persiste dans les anémies simples et les anémies pseudo-leucémiques, mais il disparaît dans l'anémie pernicieuse. Les chairs sont molles et flasques, les muscles sont faibles et l'enfant est considérablement retardé lorsque l'on consulte ses index statiques. Le bébé est triste, calme, immobile et paraît économiser ses mouvements. Son appétit est minime et il souffre le plus souvent de constipation atonique. Il n'est pas du tout exceptionnel, malgré l'opinion contraire de Hochsinger, d'Apert et d'autres,. de trouver chez ces bébés, à l'auscultation du cœur, des souffles anémiques et extracardiaques souvent fort rudes que l'autopsie démontre n'être nullement organiques.

Le foie est presque toujours augmenté de volume dans les anémies simples ; le foie et la rate sont énormes et durs dans l'anémie pseudo-leucémique, mais ces organes sont petits et comme atrophiés dans l'anémie pernicieuse.

Le facies vaso-dilaté et la macropolyadénie, qu'il faut rechercher avec soin, attireront encore l'attention du médecin et l'engageront à examiner les signes locaux, physiques et radiologiques de l'adénopathie trachéo-bronchique et surtout à pratiquer la réaction de Mantoux.

Obs. XVIII. — **Forme masquée anémique simple**. — F... (Alfred),. dix mois, né à terme, nourri six semaines au sein, puis au lait coupé de bouillon d'orge. Entre le 1er décembre 1914 pour anémie. Facies très pâle,. mais vaso-dilaté, micropolyadénie, macropolyadénie sus-claviculaire droite, hépatomégalie, rate normale. Cœur normal. Hémoglobine 65 p. 100. Globules rouges, 2 670 000 ; globules blancs, 9320. Image sanguine normale. Hérédité : père tuberculeux. Rœntgen: ombres ganglionnaires nettes à droite. *Pirquet positif. Mantoux* 5mm. *Traitement de deux mois à la ATK. de 0,0004 à 0,20* ; gagne 2 300 grammes et sort guéri en apparence.. Rentré cinq mois après, *le Mantoux était négatif !!*

Obs. XIX. — **Tuberculose masquée pseudo-leucémique**. — F... (Eglantine), cinq mois, née à terme, nourrie trois semaines au sein,. puis au lait de chèvre. Entrée le 15 décembre 1914 pour anémie grave. Teint café au lait, embonpoint conservé. Micropolyadénie. Hépatomégalie considérable, bord dur, tranchant, descend jusqu'à l'ombilic. Rate dure, grosse, dépasse le rebord d'un travers de main. Sang: hémoglobine. 40 p. 100. Globules rouges, 1 010 000 ; globules blancs, 19 100. Myélocytes,. 30 p. 100 ; lymphocytes, 31 p. 100 ; polynucléaires, 34 p. 100. Transition,. 5 p. 100. Quelques normoblastes. Rœntgen : ombre ganglionnaire à droite. *Mantoux positif*, 5mm. Traitement : sérum hématopoïétique. Tuberculine ATK un mois de 0,0001 à 0,001. Meurt de bronchopneumonie pendant le traitement.

Obs. XX. — **Tuberculose masquée forme anémie pernicieuse**. — B... (Henri), cinq mois, né à terme. Nourri trois mois au sein, puis au lait de chèvre et soupe aux pommes de terre ! Entré le 2 janvier 1915 pour anémie grave. Facies terreux, amaigrissement extrême, rachitisme. Micropolyadénie. Macropolyadénie cervicale droite. Foie et rate petits.. Hémoglobine, 35 p. 100. Globules rouges, 630 000. Globules blancs, 3 300. *Index* 2,7 (+). Macrocytose. Gigantoblastes. Myélocytes et myéloblastes rares. Hérédité nulle. Rœntgen : ombre ganglionnaire prédominante à gauche. *Mantoux positif*, 4mm. Traitement : sérum hématopoïétique.

Nécropsie le 12 janvier 1915 : ganglions trachéo-bronchiques caséeux ; microscope : beaucoup de bacilles de Koch. Ganglions cervicaux droits caséeux ; microscope : beaucoup de bacilles de Koch. Moelle osseuse rouge..

SIGNES LOÇAUX DE LA TUBERCULOSE LOCALISÉE

Les signes locaux de la tuberculose localisée ne se révèlent par aucun symptôme apparent ; ils demandent donc à être systématiquement recherchés dans tous les cas suspects. Nous disposons pour cela de deux moyens :

1° L'EXAMEN PHYSIQUE DES RÉGIONS GANGLIONNAIRES ;
2° L'EXAMEN AUX RAYONS X.

L'EXAMEN PHYSIQUE DES RÉGIONS GANGLIONNAIRES

Nous le savons, la localisation de la tuberculose, qu'il y ait un chancre primitif pulmonaire ou qu'il n'existe pas, se fait, chez le nourrisson, dans les glandes qui entourent la bifurcation de la trachée (*adénopathie trachéo-bronchique*) et dans celles qui entourent les grosses bronches (*adénopathie hilaire*).

Seules, les glandes de la première catégorie forment chez le nourrisson une lésion d'un volume suffisant pour qu'elle puisse donner des signes à l'auscultation et à la percussion.

Cette adénopathie trachéo-bronchique se trouvant localisée en arrière, entre la première et la quatrième vertèbre dorsale et en avant derrière le manubrium, c'est dans ces deux régions, que nous nommons les *régions ganglionnaires postérieure et antérieure*, que l'on recherchera les signes de l'adénopathie.

La région ganglionnaire postérieure, plus grande, est limitée latéralement par le bord interne des omoplates. On la subdivise donc volontiers en trois : les *régions intervertébro-scapulaires gauche et droite* et, au centre, la *région vertébrale*.

Cette question de la localisation des glandes tuberculeuses par rapport à la paroi thoracique est d'une importance capitale pour pouvoir diagnostiquer leur présence ; or les auteurs ne sont pas d'accord sur cette question parce qu'ils n'ont pas tenu compte de l'âge des enfants.

Avec un peu d'habitude, et pour peu qu'on se serve de tubes mous, on aperçoit presque toujours facilement, soit à la radioscopie, soit sur la plaque, la trachée, la bifurcation, la bronche et le hile droits, plus rarement la bronche gauche et le hile du poumon gauche. On peut alors constater que la trachée, chez le nourrisson, descend vers le bord droit du rachis et que la bifurcation se trouve au niveau de la troisième vertèbre dorsale et à droite de cette vertèbre, alors que chez l'enfant plus âgé elle est presque médiane et située devant la quatrième vertèbre (fig. 30).

La bronche droite, plus courte, continue la direction de la trachée et se divise presque tout de suite ; le hile droit est donc situé à

droite de la quatrième vertèbre et plus haut que le gauche. La
bronche gauche, plus longue, descend au-devant de la quatrième
vertèbre et le hile gauche se trouve au niveau de la cinquième vertèbre dorsale. Chez l'enfant plus âgé, c'est au niveau de la sixième
et même de la septième que l'on constate sa présence.

Il résulte de ces considérations anatomiques, confirmées par les

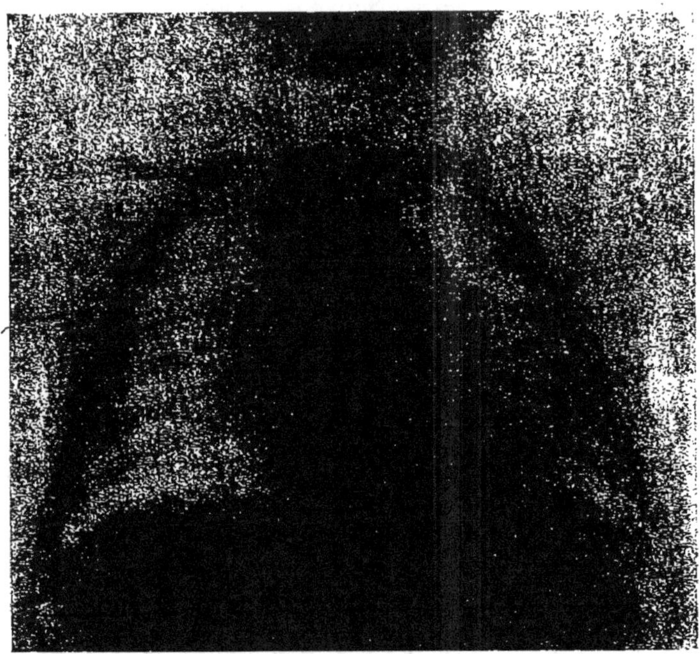

Fig. 30. — Position de la trachée et des bronches chez le nourrisson.
On distingue nettement la trachée, la bifurcation et le hile droits ;
indistinctement le hile gauche.

coulages au métal de Wood faits par Engel, que, chez le nourrisson, *les ganglions qui entourent la trachée jusqu'à la bifurcation se trouvent situés devant les trois premières vertèbres
dorsales et à leurs côtés, et que les glandes intertrachéo-bronchiques se trouvent devant la quatrième vertèbre dorsale et sur
ses faces latérales.*

On comprendra maintenant la difficulté que l'on éprouve lorsqu'on veut les rechercher par la percussion et l'auscultation et le
peu de valeur que présentent ces signes à cet âge.

A. **Signes vertébraux**. — Ces signes appartiennent aux ganglions intertrachéo-bronchiques qui entourent la bifurcation de la
trachée.

L'inspection. — L'inspection de cette région permet parfois d'observer au niveau des quatre premières vertèbres dorsales un petit lacis de veines légèrement variqueuses que l'on appelle le *caput medusæ vertébral*; mais ce signe est très inconstant.

La palpation. — Petruschki a signalé dans l'adénopathie prévertébrale une douleur à la pression localisée sur les apophyses épineuses : la *spinalgie de Petruschki*; ce signe, déjà difficile à constater chez le petit enfant, ne me paraît d'aucune utilité chez le nourrisson.

Les vibrations. — Quand le bébé normal crie, on trouve à la palpation que les vibrations sont exagérées sur les vertèbres qui sont en contact immédiat avec la trachée, alors qu'elles sont abolies au-dessous de la troisième dorsale. Mais si le bébé a des glandes qui entourent la bifurcation des bronches et la prolongent, les vibrations sont propagées et transmises *au-dessous de la quatrième dorsale.*

Ce signe, utile chez le petit enfant et surtout chez le grand enfant, ne m'a jamais paru nettement positif chez le nourrisson dont tout le thorax vibre pendant qu'il crie.

La percussion. — Von Koranyi a signalé chez les petits tuberculeux une matité vertébrale au milieu de la colonne dorsale, surtout au niveau de la quatrième vertèbre dorsale. Ce *signe de von Koranyi*, très rarement constatable chez l'enfant plus âgé, n'est d'aucune utilité chez le nourrisson, à cause de la résonance extrême de son rachis.

L'auscultation. — L'auscultation de la respiration au-dessus et au-dessous de la proéminente présente chez l'enfant normal une différence essentielle, comme Heubner l'a fait remarquer. Au-dessus, on entend une respiration soufflée donnée par la respiration trachéale ; au-dessous, on n'entend que le murmure vésiculaire transmis. Mais si l'enfant a des glandes qui englobent la bifurcation, le souffle trachéal est transmis plus bas et *s'entend au-dessous de la proéminente.* Ce *signe de Heubner* rend de grands services chez l'enfant plus âgé, mais je n'ai jamais pu le constater nettement chez le nourrisson, même chez ceux dont j'ai vu plus tard à l'autopsie la trachée largement englobée par des glandes caséifiées.

Il en est de même des *signes de d'Espine* qui ne sont que l'application du signe de Heubner à la voix haute (*signe de d'Espine I*) et à la voix basse (*signe de d'Espine II*), très utiles chez l'enfant; ils n'ont aucune importance chez le nourrisson.

En somme, *les signes ganglionnaires prévertébraux ne sont que d'une utilité problématique chez le nourrisson.* En tout cas, on ne doit les envisager comme des signes certains d'adénopathie prévertébrale que s'ils sont extrêmement nets.

B. **Signes intervertébro-scapulaires.** — Ces signes sont beaucoup plus importants, car ils sont plus nets, mais il s'en faut qu'ils aient chez le nourrisson la même valeur que chez l'enfant plus âgé.

La palpation. — Les vibrations thoraciques sont nettement augmentées dans les régions ganglionnaires latérales lorsqu'il s'y trouve un paquet ganglionnaire caséeux qui transmet le son, et elles sont plus augmentées du côté où les glandes sont plus développées.

Mais il faut savoir, d'une part, que normalement chez le nourrisson la main perçoit les vibrations thoraciques produites par les cris plus fortement à droite qu'à gauche, et que, d'autre part, il y a des variations individuelles, sans même qu'il y ait de glandes, deux faits qui enlèvent beaucoup de valeur à ce signe, sans cela précieux et relativement facile à percevoir.

La percussion. — C'est un signe excellent d'adénopathie latérale qu'une *submatité* ou une *matité intervertébro-scapulaire*, mais il ne faut en tenir compte que quand *la tonalité est vraiment nettement modifiée* et qu'elle s'accompagne d'une augmentation certaine de la *résistance au doigt*.

L'auscultation. — La masse ganglionnaire transmet à l'oreille le souffle trachéal. Si donc l'on trouve, avec le stéthoscope biauriculaire, dans une des régions intervertébro-scapulaires, un murmure vésiculaire, alors qu'on constate dans l'autre une *respiration broncho-vésiculaire*, ou un *souffle bronchique*, ou même un souffle amphorique (*souffle pseudo-cavitaire*), on peut en conclure avec certitude à une adénopathie englobant la bifurcation ou le hile.

On constate le plus souvent au même endroit une *broncho-phonie* lorsque l'enfant crie et, dans cette même région, un *bruit du sou renforcé*.

Il n'est pas rare, lorsque ces signes sont bien nets, de trouver du même côté, en auscultant le poumon, une diminution de la respiration ou un *cri atténué* (*voix lointaine de Martin*), qui indiquent une compression de la bronche correspondante.

Mais, encore une fois, il ne faut attribuer à ces signes une valeur pathologique que lorsqu'ils sont bien nets et lorsqu'ils sont constants et constatables à chaque examen.

C. **Signes manubriaux.** — Ce sont, chez le nourrisson, de tous les signes physiques, les plus faciles à percevoir et les plus nets à constater, mais, malheureusement, les ganglions antérieurs sont beaucoup moins fréquents que ceux du médiastin postérieur.

L'inspection. — Le *caput medusæ* y est beaucoup plus développé et constitue, lorsqu'il existe, un bon signe d'adénopathie.

La palpation. — Les *vibrations exagérées* sont aussi facilement perçues.

La percussion. — Soit que les glandes soient plus rapprochées, soit qu'elles s'accompagnent à cette place d'une pleurésie sèche localisée, la *matité* est plus nette, la *résistance au doigt* plus marqu'e, surtout lorsque les glandes se trouvent directement derrière la tête de la clavicule.

L'AUSCULTATION. — La *respiration soufflée*, la *bronchophonie* (cri) peuvent aussi être constatées dans ces cas.

Par contre, je n'ai jamais pu constater chez le nourrisson le *signe de Eustace Smith*, ce *bruit de diable* qui se produit lorsque l'on renverse la tête du bébé en arrière et qui disparaît en la renversant en avant.

En résumé, les signes manubriaux sont faciles à percevoir et ont une importance diagnostique certaine, mais ils sont rares ; les signes intervertébro-scapulaires sont moins faciles à constater et, de plus, ils sont trompeurs ; aussi ne faut-il leur attribuer une importance pathologique que s'ils sont extrêmement nets et constants. Enfin les signes vertébraux n'ont qu'une importance très limitée chez le nourrisson.

L'EXAMEN RADIOSCOPIQUE DES RÉGIONS GANGLIONNAIRES

En présence de cette difficulté diagnostique et de l'insécurité des signes physiques, les pédiatres se sont tournés avec anxiété vers la radiologie et, pour plusieurs, la plaque radiographique est devenue comme le meilleur moyen pour diagnostiquer la tuberculose trachéo-bronchique du nourrisson.

Mais il faut beaucoup d'habitude et une grande pratique pour savoir interpréter une photographie du thorax et pour faire la part, d'un côté, de ce qui est recouvert par l'ombre médiane et, de l'autre, de ce qui, dans les ombres latérales, est formé par les bronches et les vaisseaux.

Comme le fait remarquer Engel, il ne faut pas oublier que, chez le nourrisson, le cœur est relativement gros et que l'ombre vasculaire est courte, mais large ; aussi l'ombre du cœur et des vaisseaux normaux couvre-t-elle sur la plaque une place considérable du thorax déjà si peu développé du bébé.

Il en résulte que, chez le nourrisson, toute la trachée, la bifurcation et les deux bronches presque tout entières sont recouvertes par l'ombre médiane.

Le hile gauche est situé entièrement dans l'ombre ; le droit se trouve sur la limite de l'ombre médiane.

Nous devons donc en conclure que *les glandes hilaires seules sont faciles à distinguer, surtout à droite* où elles dépassent facilement l'ombre médiane, beaucoup plus difficilement à gauche où elles sont dans cette ombre et où il faut qu'elles forment tumeur en *bec de canard* pour être nettement visibles, et qu'il ne faut tenir compte que des *ombres situées à la hauteur du hile* que l'on peut nettement situer grâce à la bifurcation qui est presque toujours visible (fig. 31).

Les ombres, le plus souvent radiées, situées au-dessous de ce point sont les *ombres normales du hile* qui sont d'origine vasculaire et non ganglionnaire.

Les *glandes trachéo-bronchiques* forment quelquefois une *ombre en cheminée* qui entoure, en la dépassant, l'ombre vasculaire ascendante. Cette ombre, que nous avons eu maintes fois l'occasion de contrôler à l'autopsie, ne se voit guère que dans les formes apparentes de la tuberculose du nourrisson (fig. 32).

FORMES APPARENTES

Les formes apparentes forment la transition entre les formes localisées et les formes envahissantes de la tuberculose du nourrisson.

L'infiltration tuberculeuse tend en effet, chez ces bébés, à franchir la limite ganglionnaire, à envahir la capsule et à infiltrer les glandes, les nerfs, la trachée et les bronches, ou tout au moins à les comprimer, ce qui suppose un volume considérable des ganglions caséifiés.

SYMPTÔMES SUBJECTIFS. — Les symptômes de la forme apparente, symptômes que nous allons longuement décrire et discuter à propos du diagnostic : le *stertor inspiratoire trachéal*, le *stertor expiratoire*, la *toux bitonale* et la *toux coqueluchoïde ou éructante*, sont faciles à reconnaître et nous permettront d'emblée de conclure soit à une compression de la trachée ou des grosses bronches, soit à une infiltration des récurrents.

SYMPTÔMES OBJECTIFS. — Le *facies bouffi et cyanosé*, que l'on a décrit comme caractéristique de cette forme, ne se voit guère que dans les cas plus avancés.

Les *signes physiques* donnés par la palpation, la percussion et l'auscultation sont les mêmes que ceux de la forme masquée que nous venons de décrire, mais, comme la masse ganglionnaire est plus volumineuse, ils sont en général plus nets et plus faciles à affirmer.

L'*examen aux rayons* présente, lui aussi, un aspect plus décisif en ce sens que l'ombre qui fait suite à la bifurcation proémine fortement vers le hile en le dépassant et forme ainsi l'ombre que nous appelons volontiers l'*ombre en bec de canard*.

La *réaction de Mantoux* est ordinairement, dans ces formes, plus grande que dans les formes masquées, et dépasse presque toujours 5 à 7 millimètres.

Le PRONOSTIC de la forme apparente est beaucoup plus sérieux

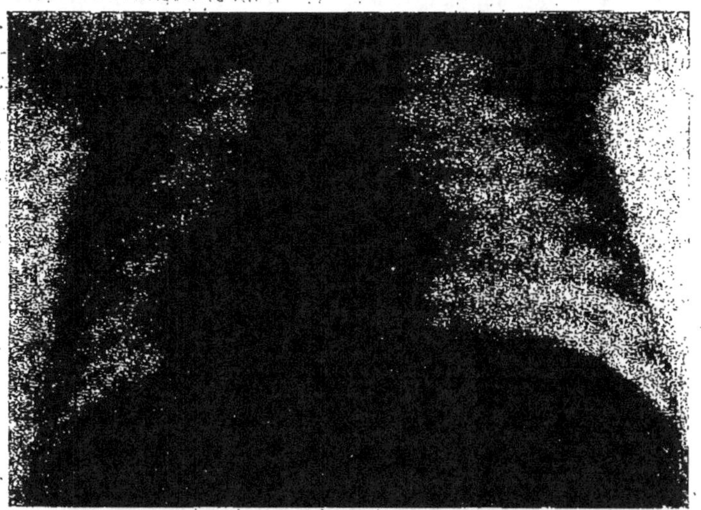

Fig. 31. — Ombre ganglionnaire droite en bec de canard (Obs. XVII).

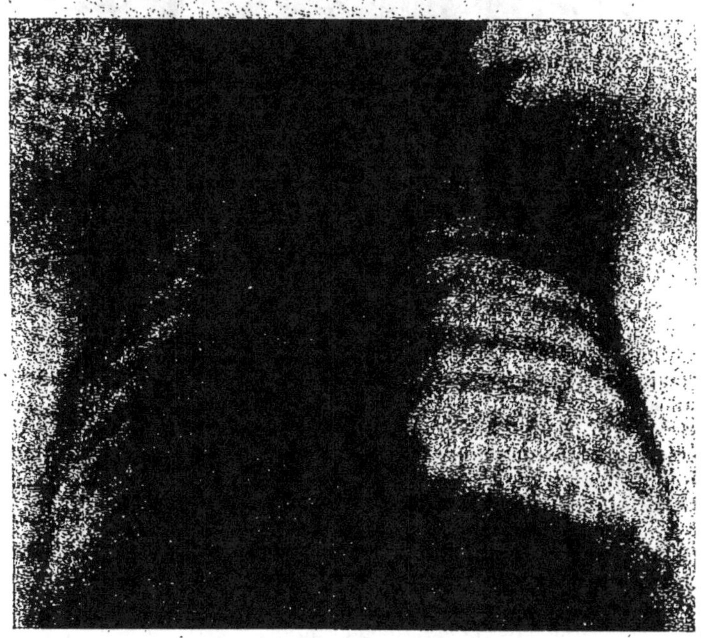

Fig. 32. — Ombre en cheminée.

que celui des formes masquées, mais je ne puis heureusement

plus l'envisager comme toujours fatal, comme je l'enseignais
encore il y a deux ans, car tous nos bébés atteints de signes
apparents nous avaient fait des généralisations mortelles.
Depuis que nous pratiquons le traitement à l'*intradermomantousation*, nous avons vu deux enfants présentant tous deux la
toux bitonale et le *stertor expiratoire* perdre ces symptômes
sous l'influence du traitement et se remettre d'une manière
telle que nous les croyons aujourd'hui complètement guéris.

Obs. XXI. — **Forme apparente**. — W... (Esther), un an, née à terme,

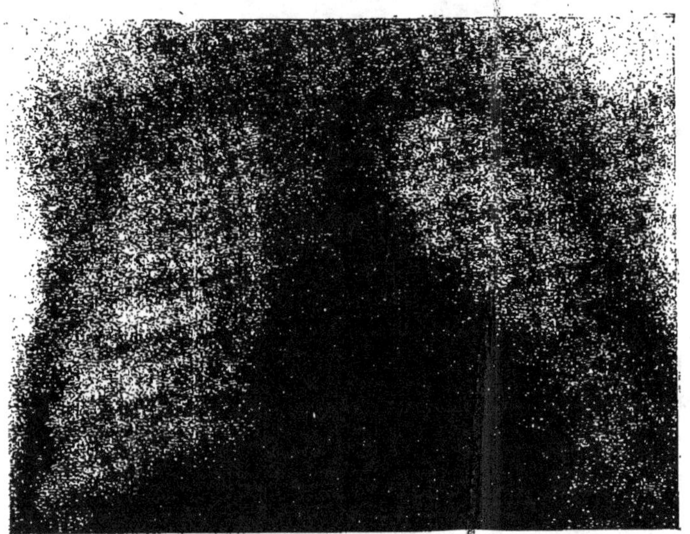

Fig. 33. — Ganglions hilaires droits en bec (Obs. XXI).

nourrie au lait de vache et Nestlé. Entre le 2 mai pour dyspepsie et
respiration bruyante.

Enfant maigre et pâle, facies vaso-dilaté, micropolyadénie, hépatomégalie, splénomégalie, diarrhées fréquentes, d'anachlorhydrie, *hypoacidité* 2 KOH.

Hérédité: grand'mère et oncle tuberculeux. Rœntgen: ganglions
hilaires, surtout droits; *tendance au bec* (fig. 33). Mantoux positif. *Stertor
expiratoire* typique. Reprise par les parents avant le traitement.

Obs. XXII. — J. T... dix mois, né six semaines avant terme, avec un
poids de 2 kilogrammes; nourri un mois au sein, puis avec du lait de
vache et du Nestlé.

Entre le 25 juillet 1914 pour *toux coqueluchoïde nauséeuse* à dix mois.
Bébé pâle, un peu maigre. Poids: 5800 grammes. Facies vaso-dilaté.

Micropolyadénie, hépato et splénomégalie. Hérédité: oncle tuberculeux.
Mantoux positif, 5^{mm}. Rœntgen: ombre en cheminée (fig. 34), adénopathie
droite. *Stertor expiratoire*.

Toux coqueluchoïde. Traitement: *Tuberculinisation* pendant deux mois : ATK de 0,0001 à 10 centigrammes, en 1914. Deuxième traitement iden-

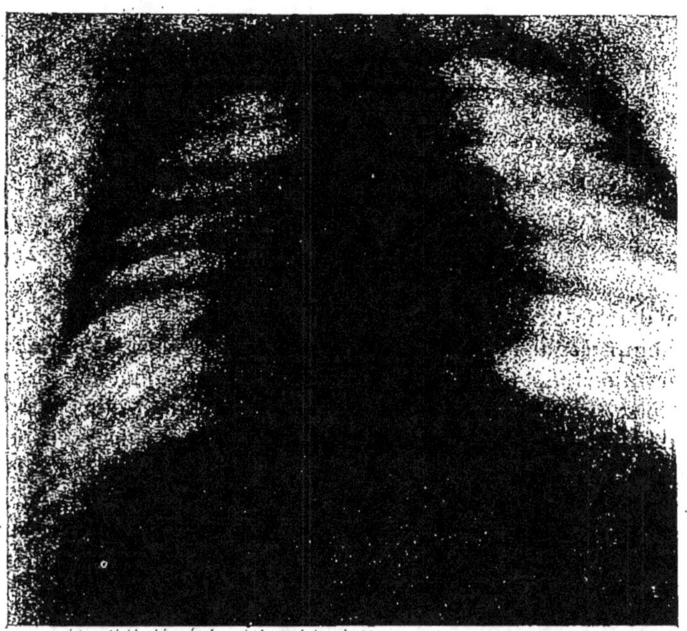

Fig. 34. — Ombre en cheminée (Obs. XXII).

tique en 1915. Augmentatation de poids : 2 400 grammes. Guéri en apparence, *disparition du stertor et de la toux.*

DIAGNOSTIC DE LA TUBERCULOSE DU NOURRISSON

Le diagnostic de la tuberculose du nourrisson a été pendant longtemps regardé comme une impossibilité. Aussi les premières observations de tuberculose de la première année, celles de Landouzy en 1886, puis celles de Nægeli, étaient-elles uniquement basées sur des diagnostics rétrospectifs et sur des trouvailles d'autopsie. Les études si documentées de Stirnimann, de Hamburger et Sluka, d'Ibrahim, toutes parues en 1905, sont encore presque entièrement des études d'anatomie pathologique. Seules les remarquables descriptions cliniques de Schlossmann dans le Manuel de Pfaundler, et surtout celle de Finkelstein dans son Manuel, parues toutes deux en 1905, font exception à cette règle, mais encore n'étudient-elles que les grosses lésions des tuberculoses généralisées du nourrisson.

Les progrès de la radiographie permettant des photographies presque instantanées du thorax d'un nourrisson, et surtout la découverte de la réaction de Pirquet en 1907, firent entrer la question du diagnostic de la tuberculose du nourrisson dans une ère nouvelle et féconde qui a élargi considérablement le champ des constatations cliniques en y faisant rentrer l'étude des lésions du début, des lésions légères et même celle des formes latentes.

Aussi voyons-nous apparaître dès cette époque toute une série de travaux cliniques sur la tuberculose du nourrisson qui étudient ses différents symptômes et ses différentes formes et qui en complètent peu à peu le tableau clinique.

Je mentionne, sans vouloir épuiser la liste, en 1908 les travaux de Siegert et surtout d'Aronade ; en 1909, ceux de Engel et de Barbier ; en 1910, celui de Pollak ; en 1912, paraissent toute une série de travaux très remarquables de Marfan et de ses élèves Mme Mantoux et Segard. Citons enfin, plus près de nous, les intéressantes publications de Cruchet et de Moussous, etc.

Tous ces auteurs, grâce à leurs travaux, ont suffisamment complété le tableau clinique de la tuberculose du nourrisson pour qu'il soit possible, à l'heure actuelle, d'en résumer les caractères et de déterminer les éléments de son diagnostic.

La difficulté du diagnostic de la tuberculose du nourrisson tient avant tout au fait que le bébé ne crache pas et que les signes physiques de l'adénopathie trachéo-bronchique, si faciles à percevoir chez le petit enfant, sont peu nets et bien souvent trompeurs chez le nourrisson.

Aussi arrive-t-il parfois au médecin de soupçonner la tuberculose quand il n'y a qu'une athrepsie d'origine alimentaire, ou de passer à côté lorsqu'elle existe réellement, tant le bébé présente toutes les apparences de la santé la plus parfaite. C'est donc un diagnostic difficile.

Nous pouvons baser le diagnostic de la tuberculose du nourrisson sur les symptômes suivants qui sont loin d'être tous pathognomoniques, mais qui, par leur concordance, permettent d'abord de soupçonner, puis d'affirmer l'existence de la tuberculose. Ce sont :

1º L'hérédité ;

2º Le facies ;

3º L'examen radioscopique ;

4º L'examen bactériologique ;

5º L'examen biologique à la tuberculine ;

6º L'examen clinique.

I. **Hérédité**. — La tuberculose du nourrisson est une maladie essentiellement familiale (50 p. 100 des nourrissons tuberculeux ont des parents phtisiques, d'après Hutinel et Tixier). On en trouve même dans notre statistique 90 p. 100, pourvu que l'on étende le mot de *famille* aux *jeunes* et *vieux tousseurs* qui vivent dans l'intimité de la famille ou qui font partie de l'entourage souvent accidentel de l'enfant. On peut donc élever la constatation de la tuberculose familiale, et surtout celle de la mère, au rang de symptôme de la tuberculose du nourrisson.

Mais ce n'est pas un symptôme absolu, car, d'une part, on voit des bébés échapper à l'infection ; d'autre part, on observe des nourrissons tuberculeux chez lesquels on ne peut relever, même par un interrogatoire serré, aucune cause d'infection, soit qu'il s'agisse d'une tuberculose d'origine bovine, soit que la cause de l'infection humaine ait été si passagère et si peu importante en apparence qu'elle ait échappé à la vigilance des parents.

Une anamnèse soignée, très détaillée, est donc d'une grande utilité pour le diagnostic, mais il faut pour cela qu'elle ne porte pas seulement sur le père et la mère, mais sur les frères et sœurs, et particulièrement sur les sœurs aînées, dont le rôle dans la famille rend les contacts plus intimes avec le nourrisson. Elle portera sur la nourrice, les bonnes, les cuisinières, en un mot sur les *jeunes tousseurs*, mais elle recherchera tout particulièrement les *vieux tousseurs* : oncles, tantes, vieux domestiques, pensionnaires, ou voisins, sur le rôle néfaste desquels nous avons longuement insisté. *La tuberculose familiale peut donc être considérée comme un symptôme de probabilité de la tuberculose du nourrisson.* Chaque fois qu'elle est certaine, il y a lieu de pratiquer tous les quinze jours la réaction de Mantoux, afin de la déceler dès le jour de son apparition.

II. **Facies**. — L'apparence du bébé tuberculeux est parfois des plus trompeuses. Le nourrisson peut avoir le facies d'un bébé absolument normal, il peut avoir l'apparence de la santé la plus parfaite (*tuberculose larvée*), si bien que la réaction de Mantoux positive remplit le médecin de stupéfaction et les parents de doute ; car, même après ce signe qui éveille l'attention, ni l'examen du poids, ni celui des fonctions statiques ou nutritives ne révèlent la moindre altération apparente et il faut recourir aux rayons X pour découvrir quelque chose de suspect.

D'un autre côté, il n'est pas rare de voir des bébés atteints d'hypotrophie ou d'athrepsie, ou de bronchopneumonie chronique, qui ont un aspect si minable, si cachectique qu'ils font penser involontairement à la tuberculose et surtout au carreau, ce *tabes mésaraïque* si souvent diagnostiqué par nos devanciers. Et cependant ni l'examen aux rayons X, ni la réaction de Mantoux, ni même l'autopsie ne viennent confirmer ce diagnostic en apparence si probant.

L'apparence est donc trompeuse, et cependant il est indéniable qu'il existe chez le nourrisson un *facies tuberculeux*, mais qui est loin d'être la règle ; c'est le facies que nous avons appelé le *facies de vaso-dilatation.*

Ce sont des bébés légèrement cyanosés, souriants, communicatifs et avancés pour leur âge. Ils sont nerveux et agités et dorment mal la nuit. De longs cheveux luisants et soyeux, des yeux profonds et lumineux surmontés de beaux sourcils et entourés de cils longs et soyeux, des lèvres trop rouges, des ongles violacés et une peau pileuse et le plus souvent humide les distinguent au premier coup d'œil des bébés atteints d'une maladie de la nutrition ; mais ce facies si caractéristique est rare et appartient, lorsqu'il est bien caractérisé, plutôt aux formes prolongées, comme Pollak et Mme Mantoux l'ont expressément noté.

Ce sont là des signes bien incertains et peu probants ; aussi faut-il chercher à les confirmer ou à les infirmer en examinant si le bébé présente des signes certains de *tuberculose externe.*

On recherchera donc *du côté des os* sur lesquels la tuberculose se localise chez le nourrisson dans 87 p. 1000 des cas, d'après Lannelongue : les gommes scrofuleuses des os plats du crâne, les spina ventosa des phalanges, enfin les arthrites chroniques des différentes jointures, rares dans la première année.

Du côté de la peau, on recherchera les *tuberculides* étudiées par Hamburger et Darier. Ces efflorescences sont souvent peu nombreuses et il faut les rechercher avec soin sur le tronc, les épaules et les membres, car, si on les trouve, on doit les considérer comme caractéristiques et elles imposent le diagnostic de tuberculose.

On les constate le plus souvent sous forme de papules arrondies de la grosseur d'une tête d'épingle, mais peu proéminentes ; d'abord rosées, elles prennent bientôt une couleur bleuâtre, puis brune, et présentent au centre une petite squame brunâtre, qui tombe facilement en laissant une légère dépression. En tendant la peau, elles brillent. Elles n'ont enfin aucune tendance à l'ulcération. D'autres fois on peut trouver, sur différentes parties de la peau, des ulcérations chroniques nettement tuberculeuses ; plus rarement encore on constatera du lupus au nez, aux oreilles ou sur la joue : deux affections faciles à reconnaître qui permettent de poser nettement le diagnostic de tuberculose.

Du côté des glandes, sans s'arrêter au symptôme banal de la *micropolyadénie* de Leroux que l'on trouve si souvent chez le nourrisson en mauvais état de nutrition, on recherchera la *macropolyadénie* sous forme de gros ganglions ou de paquets ganglionnaires que l'on trouve le plus souvent dans les régions sus-claviculaires et dans les régions sous-maxillaires.

On pourra encore rechercher son diagnostic *du côté des yeux* où les phlyctènes et les kératites phlycténulaires récidivantes retiendront l'attention, car elles sont fréquentes dans la scrofule, cette combinaison de la diathèse exsudative et de la tuberculose, mais il est bon d'ajouter que la scrofule ne s'observe guère que chez les nourrissons plus âgés.

Enfin quelquefois une *longue suppuration d'oreille* décélera à l'examen des perforations multiples et arrondies du tympan, des granulations sur la muqueuse de l'oreille moyenne et, à la sonde, la présence de l'os dénudé, trois signes que l'on considère comme relevant d'une tuberculose de l'oreille moyenne.

Sans aucun doute, ces signes d'une tuberculose certaine sont précieux et il convient de les rechercher avec soin. Mais il faut ajouter que si on les constate relativement fréquemment chez le petit enfant entre deux et six ans, il est plutôt exceptionnel de les trouver chez le nourrisson.

III. Examen aux rayons X. — On a reproché à la radiographie d'être souvent difficile et même parfois impossible à exécuter à cause de l'agitation et des cris du bébé. Cela était vrai autrefois, mais avec nos nouveaux appareils modernes si puissants qui donnent une bonne radiographie au dixième de seconde, cette objection tombe et il est possible à l'heure actuelle d'avoir une excellente radiographie du thorax de toute espèce de nourrisson, du plus calme comme du plus nerveux.

Mais nous préférons beaucoup la *radioscopie* à la radiographie, que nous ne conservons que comme moyen de contrôle et de comparaison entres deux périodes de traitement.

La radioscopie, à la condition qu'elle soit pratiquée *par le clinicien lui-même*, avec un appareil bien équilibré, avec une ampoule molle et un bon diaphragme, permet en effet *au clinicien*, c'est-à-dire à celui qui a déjà ausculté et examiné à fond le nourrisson, de le voir à l'écran tranquillement dans tous les sens et dans toutes les positions ; elle lui permet de voir le fonctionnement du cœur et surtout du diaphragme et de tenir compte de l'état de plénitude gazeuse ou liquide de l'estomac *qui obscurcit très fréquemment le côté gauche du thorax*. Il peut ainsi, en tenant compte de tous ces facteurs, confirmer ou infirmer tel point qui lui était resté obscur ; il peut enfin, son attention étant attirée sur tel ou tel symptôme qu'il n'avait pas perçu, contrôler à son tour cliniquement l'examen radioscopique.

Mais pour donner tout ce qu'il peut donner, il faut que l'examen radioscopique soit fait *par le clinicien lui-même* et non par un radiographe qui peut être excellent, mais qui poursuit un but tout à fait différent.

On a fait à l'examen radioscopique du bébé la même objection qu'à la radiographie, celle de l'agitation et des cris qui, remplissant ses poumons d'acide carbonique, les rendent obscurs et empêchent une opposition suffisante entre le poumon aéré et l'entourage et les parties non aérées. C'est exact, mais il suffit d'examiner le bébé assis, bien appuyé en arrière et bien soutenu, pour qu'il se calme, et, si tel n'est pas le cas, il suffit d'attendre une forte inspiration en fixant son attention sur le point suspect pour en avoir une excellente image. Nous examinons depuis dix ans tous nos bébés, sans aucune exception, à l'écran, et jamais encore il ne nous est arrivé d'en renvoyer un sans avoir fait un examen souvent rapide, mais parfaitement suffisant. Sans doute, il faut avoir une grande habitude et avoir examiné beaucoup d'enfants sains et malades pour pouvoir interpréter sainement l'image radioscopique, mais, lorsqu'on a cette maîtrise, on en arrive bien des fois à la première radioscopie à confirmer le diagnostic clinique d'adénopathie trachéo-bronchique, de pneumonie caséeuse ou même de miliaire, et de trouver ce diagnostic vérifié à l'autopsie quelques jours plus tard.

Mais il faut bien se garder d'envisager l'examen radioscopique positif comme un signe certain de tuberculose, comme nous le démontrent les observations suivantes.

Obs. XXIII. — *Rœntgen* (+), *Mantoux* (—). *C. M...*, *huit mois*, amenée pour anémie (Hg 50 p. 100) et convulsions, fait, pendant son séjour à l'hôpital, une crise d'obstruction intestinale aiguë par coprome, guérie par accouchement rectal. Présente des signes de rachitisme et de lymphatisme (micropolyadénie, hépato et splénomégalie), mais surtout d'*adénopathie trachéo-bronchique tellement nette* et si visible à l'écran que nous fîmes, pendant les douze mois de séjour, *six fois le Mantoux qui fut toujours négatif*. Gagne 4 kilogrammes. Sort guérie.

Obs. XXIV. — *Rœntgen* (+), *Mantoux* (—). *C. A...*, *cinq mois*. Le bébé nous est amené, dans un état de grande faiblesse, pour catarrhe intestinal greffé sur dysthrepsie. Traité au lait albumineux, 4 050, augmente en cinq mois jusqu'à 5 950. Épidémie de grippe. Otite, bronchopneumonie. Mort. Nécropsie *négative*. Ce bébé, très anémique (Hg 45 p. 100), présentait du rachitisme : craniotabes, un thorax en corset, de la micropolyadénie forte. Hépatomégalie. *Submatité manubriale. Aux rayons X, adénopathie trachéo-bronchique nette. Le Mantoux, pratiqué plusieurs fois, est toujours négatif.*

La nécropsie démontre une bronchopneumonie. Adénopathie trachéo-bronchique et mésaraïque ancienne, *mais non tuberculeuse.* Inoculation des ganglions au cobaye *négative.*

Ces observations, choisies parmi plusieurs autres analogues, nous montrent quelle erreur commettrait le pédiatre qui voudrait se limiter, pour le diagnostic de la tuberculose, à la radiographie ou à la radioscopie seules. Dans tous ces cas, en effet, qui présentaient des signes indéniables d'adénopathie trachéo-bronchique, comme nous n'avions jamais obtenu de réaction positive à la tuberculine, nous avions posé le diagnostic d'*adénopathie trachéo-bronchique simple.* Ce diagnostic s'est confirmé par la suite, car le premier enfant est reparti guéri après douze mois de traitement ; le second, au moment d'être renvoyé guéri chez lui, meurt d'une bronchopneumonie grippale et ne présentait à la nécropsie, à côté de sa bronchopneumonie, qu'une adénopathie trachéo-bronchique et mésaraïque simple. Pas traces de tuberculose.

Il ne faut, en effet, demander à la radioscopie que ce qu'elle peut donner. Elle nous indique l'état de condensation du ganglion et surtout du poumon ; elle nous indique l'absence d'air dans les bronchioles et les alvéoles comme dans la pneumonie et la bronchopneumonie caséeuse, elle nous montre l'*état granité* et *marmoré* de la tuberculose miliaire découvert en 1907 par Reyer. C'est tout et c'est déjà beaucoup, assurément, mais cela ne nous

Fig. 35. — Obs. XXIII. — Ombres ganglionnaires.

Fig. 36. — Obs. XXIV.

indique nullement si l'ombre des ganglions n'est pas simplement
d'origine hyperémique et si cette hypertrophie n'est pas le résidu
d'une simple grippe ou d'une bronchopneumonie antérieure, ou
due à un thymus hypertrophié, ni si l'ombre pulmonaire lobaire
n'est pas due à un résidu de pneumonie fibrineuse ou à une atélectasie, comme nous en avons observé bien des cas, etc.

*L'examen radioscopique seul ne peut donc nous conduire qu'à
un diagnostic erroné ; il faut qu'il soit interprété et corrigé par
l'examen clinique et baptisé par l'examen biologique.*

Il ne doit donc être considéré que comme un adjuvant extrêmement utile du diagnostic clinique et biologique de la tuberculose
du nourrisson.

IV. **Examen bactériologique.** — L'examen bactériologique
permet sans doute un diagnostic certain de la tuberculose. Si
nous arrivons à déceler sûrement des bacilles dans une vomique,
dans des crachats, dans des selles, dans le liquide cérébro-spinal
ou dans le pus, nous pouvons être certain que nous avons affaire
à une tuberculose. Mais il faut ici encore être prudent et n'affirmer qu'à coup sûr, car le procédé de diagnostic du bacille de
Koch repose sur sa résistance à la décoloration par les acides.
Or l'expérience a démontré qu'il existe d'*autres bacilles aci-
dophiles*, soit dans le smegma, soit dans le pus de l'oreille,
soit même dans l'eau de nos laboratoires (Beitzke), qui ne sont pas
des bacilles de la tuberculose, lors même qu'ils en donnent la
réaction colorée ; enfin qu'il existe une forme de bacille de Koch,
la forme granuleuse de Much, qui n'est pas acidophile et qui ne
se colore pas au Ziehl.

C'est là une première difficulté, relativement facile à surmonter.
La seconde, c'est que la tuberculose du nourrisson est une tuberculose fermée, au moins au début, et que, quand elle communique
avec les bronches, le pus est avalé et rarement craché.

Sans doute, lorsqu'il s'agit d'une vomique, le diagnostic devient
facile et nous avons pu plusieurs fois trouver des quantités
imposantes de bacilles de Koch dans le pus des vomiques de nos
pneumonies caséeuses. Mais il est en somme bien rare que, dans la
pratique civile, on puisse assister à une vomique de manière à
s'en procurer le pus pour l'examiner bactériologiquement.

Dans les autres cas, il faut essuyer le pharynx avec un tampon
d'ouate, ou examiner le liquide stomacal à jeun, ou enfin
rechercher le bacille de Koch dans les selles, trois procédés que
nous avons employés et qui quelquefois nous ont permis de
trancher la question de savoir si une glande tuberculeuse s'était
ouverte dans les bronches.

Mais pour le diagnostic de la tuberculose du nourrisson au

début, lorsqu'elle est encore fermée, *ces méthodes ne sont d'aucune utilité.*

V. **Examen biologique.** — ANAPHYLAXIE TUBERCULEUSE. — Les modifications produites par la tuberculotoxine qui pénètre les humeurs de l'organisme ont une grande importance au point de vue du diagnostic et du traitement de la tuberculose de l'enfant. Nous les étudierons donc avec détails, d'autant plus que les travaux des dernières années ont éclairci plusieurs des points restés encore obscurs jusqu'alors.

ALLERGIE. —Une infection unique de l'organisme a produit, lorsqu'elle est terminée, des modifications remarquables dans l'organisme de l'enfant, des énergies défensives se sont éveillées et des corps défensifs se sont produits qui n'existaient pas auparavant et qui, demeurant pendant un certain temps dans l'organisme, lui permettaient de mieux résister à une réinfection. Le corps réagit donc autrement qu'auparavant ; il est devenu, comme le dit Pirquet, *allergique.*

Cette allergie peut être même suffisante pour empêcher définitivement une réinfection par le même microbe ; l'allergie a produit l'*immunité spécifique,* car elle n'existe que vis-à-vis du microbe producteur de l'infection.

Cette immunité est due à la production d'anticorps (*antitoxines, bactériolysines, agglutinines, bactériotropines*) et au développement de la fonction destructive des globules blancs (*phagocytose*).

Mais le nourrisson est un terrain neuf et vierge qui n'a encore subi *aucune espèce d'infection* ; aussi son organisme, qui ne possède pas de moyen de défense, est-il facilement infecté, et son sang ne contenant pas d'anticorps est-il un terrain des plus favorables au développement et à la pullulation des microbes qui envahissent rapidement tout l'organisme.

Il s'agit donc ici d'une loi générale de l'organisme infantile qui explique sa tendance aux infections et à la généralisation de l'infection. Ce n'est que peu à peu, pendant la petite et surtout pendant la grande enfance, que se développent ces défenses qui rendent l'organisme de l'adolescent de plus en plus résistant à toutes les infections.

On comprend maintenant pourquoi si souvent les microbes de la suppuration, les bacilles du groupe du coli, le microbe du rhumatisme comme celui de la tuberculose envahissent chez l'enfant l'organisme tout entier et pourquoi cette tendance, extrêmement importante chez le bébé et le petit enfant, diminue avec les infections successives qui l'atteignent. Voilà pourquoi, à mesure qu'il avance en âge, la réceptivité de l'enfant diminue et sa force de résistance augmente.

ANAPHYLAXIE. — Nous avons traité jusqu'à présent de l'allergie qui se produit sous l'influence d'une infection unique et qui conduit le plus souvent à un degré plus ou moins grand d'immunité.

Il nous reste à parler de l'*hypersensibilité* qui se produit dans l'organisme sous l'influence d'une infection répétée ou, ce qui revient au même, d'injections sous-cutanées répétées (par voie *parentérale*) d'une albumine *hétérogène*, c'est-à-dire provenant d'une autre espèce animale et qui a surtout été étudiée chez l'enfant par Pirquet et Schick.

Ces auteurs ont isolé une forme d'anaphylaxie qu'ils appelèrent la *maladie du sérum* et qui se produit lorsqu'on réinjecte à un enfant un sérum hétérogène.

On voit alors se développer une vraie maladie qui débute, après une période d'incubation de huit à douze jours, par de la fièvre et de l'exanthème, et qui s'accompagne fréquemment d'œdème, de gonflement des ganglions et des jointures, de leucopénie, enfin d'albuminurie. Ces symptômes existent aussi après la première injection, mais ils sont si faibles que, le plus souvent, ils ne sont pas perçus cliniquement, mais l'examen des éosinophiles montre dans ces cas la même courbe caractéristique sur laquelle nous reviendrons plus loin.

Après la deuxième injection, les phénomènes sont beaucoup plus tumultueux et, si la dose introduite avec cette deuxième injection a été forte, ils peuvent même atteindre une intensité inquiétante.

Pirquet enfin a pu démontrer que des inoculations répétées avec du sérum pratiquées sur le bras avaient les mêmes conséquences et conduisaient à la même anaphylaxie.

Si l'on injecte, par contre, avec prudence, de très petites doses répétées, on peut rendre l'animal réfractaire à une forte injection; il est *antianaphylactisé*.

Comment pouvons-nous expliquer ces faits?

Cette maladie du sérum ressemblant à une intoxication par les albumines et les peptones, on en arriva peu à peu à la conclusion que le poison anaphylactique, isolé par Friedberger sous le nom d'*anaphylatoxine*, devait être un produit intermédiaire de la *digestion parentérale* qui se produit dans le sang.

De même, en effet, qu'en introduisant de l'albumine hétérogène dans l'intestin (*albumine entérale*), cette albumine devient un antigène qui provoque, comme Pavlow l'a démontré, la sécrétion d'un anticorps spécifique : la propepsine ou la protrypsine, qui a besoin d'être activée par un activateur non spécifique pour qu'elle se transforme en pepsine ou en trypsine active; de même, lorsque l'on introduit de l'albumine sous la peau (*albumine parentérale*), cette albumine devient un antigène qui provoque la sécrétion d'un anticorps spécifique : l'*ambocepteur*, qui a besoin d'être

activé par un anticorps non spécifique : le *complément*, pour devenir *ferment digestif parentéral actif*. L'analogie est donc
complète.

Or, la *digestion entérale* de la molécule albumineuse ne donne
naissance qu'à des acides mono et diaminés, non toxiques lorsqu'elle est complète ; mais, lorsqu'elle est incomplète, comme
von Noorden et ses élèves l'ont démontré, elle donne naissance en
quantité plus considérable à un corps intermédiaire, l'*histidine*,
qui se transforme extrêmement facilement en un produit toxique,
l'*histamine*. Or cette histamine, en pénétrant dans le sang, provoque des phénomènes d'auto-intoxication intestinale : urticaire,
fièvre, etc., qui ressemblent étrangement à ceux de l'anaphylaxie.

La *digestion parentérale*, lorsqu'elle est complète, produit
surtout des acides mono et diaminés non toxiques et des
quantités infinitésimales d'anaphylatoxine. Lorsque la dose
injectée est trop forte ou lorsque la digestion est incomplète, elle
donne naissance, à côté des acides aminés, à une proportion plus
abondante d'*anaphylatoxine*, substance qui serait identique à
l'histamine et qui causerait les symptômes de la maladie du
sérum.

ANAPHYLAXIE ET INFECTION. — L'anaphylaxie existe-t-elle dans
les maladies infectieuses ? Cela semble indubitable d'après les travaux de Friedberger. Les bactéries vivantes, en effet, sécrètent
des toxines qui sont de nature albumineuse ; mortes, elles donnent
naissance à des *endotoxines* de même composition. Ces toxines
et ces endotoxines étant formées d'albumine hétérogène, il est
naturel que l'organisme cherche, par *digestion parentérale*, à
les transformer en acides aminés inoffensifs. Ce n'est, comme
Friedberger le fait remarquer, que si la proportion de toxines
est trop forte qu'il se forme suffisamment d'anaphylatoxine pour
produire de la fièvre et un grand nombre d'autres symptômes
morbides.

ANAPHYLAXIE TUBERCULEUSE. — Nous pouvons donc conclure
que dans la tuberculose, où des toxines sont continuellement
sécrétées et des endotoxines continuellement produites, il doit
exister un état chronique d'anaphylaxie que l'on a, en effet, découvert et démontré au cours de ces dernières années seulement.

R. Koch prouva le premier que si l'on injecte du virus tuberculeux à un cobaye sain, on voit, après dix à quatorze jours, se
développer, à l'endroit de l'injection, un nodule induré qui s'ouvre
et reste à l'état d'ulcération jusqu'à la mort de l'animal. Si l'on
pratique, par contre, cette même inoculation à un cobaye déjà
tuberculeux, c'est le lendemain que se produit une induration qui

reste locale et se guérit rapidement, sans même affecter les ganglions voisins.

Il en est de même dans les nombreuses expériences de Behring,
confirmées par tous les auteurs, qui démontrent qu'une injection
même massive de bacilles de Koch ne produit qu'une tuberculose
locale chez l'animal tuberculeux, alors qu'elle produit toujours
une tuberculose miliaire chez l'animal neuf.

C'est en se basant sur ces expériences que Behring cherche à
expliquer pourquoi la tuberculose est chez le nourrisson une maladie rapidement envahissante, alors qu'elle reste, chez l'adulte,
une maladie locale, qui ne forme qu'une ulcération pulmonaire ou
une ulcération intestinale; c'est parce que l'adulte, étant un ancien
tuberculeux infantile, se trouve anaphylactisé, c'est-à-dire préparé à la lutte antituberculeuse; son organisme de suite réagit et
empêche à la réinfection de produire une tuberculose généralisée.

Ceci nous explique ce fait constaté si souvent par les médecins
missionnaires : c'est que si la tuberculose éclate dans des tribus
de nègres où cette maladie était inconnue, elle s'y manifeste
comme chez le nourrisson sous une des formes aiguës généralisées et rapidement envahissantes : miliaires, ou phtisies galo-
pantes, lesquelles conduisent en quelques semaines le malade au
tombeau.

RÉACTION ANAPHYLACTIQUE TUBERCULEUSE. — Nous sommes donc
en droit de conclure que l'organisme infecté par le bacille de Koch
qui distille continuellement des toxines de nature albumineuse
doit aussi fabriquer sans cesse des *anticorps spécifiques* vis-à-vis
de la tuberculine. Si donc nous introduisons sous la peau de ce
tuberculeux de la toxine tuberculeuse, par exemple, de la vieille
tuberculine de Koch, l'*ATK*, nous y déclancherons une réaction
que nous ne produirons pas en faisant cette injection sur un organisme normal.

Si nous injectons une petite dose de tuberculine, les anticorps
antituberculiniques décomposeront complètement la tuberculine
injectée en acides aminés en ne donnant naissance qu'à une
quantité infime d'anaphylatoxine qui ne manifestera sa présence
que par des symptômes légers.

Si nous injectons une forte dose de tuberculine, la digestion
parentérale sera moins complète, il se produira une forte proportion d'anaphylatoxine qui exercera son action irritante non seulement à l'endroit de l'injection (*réaction locale*), mais encore autour
du foyer primitif (*réaction focale*), et enfin dans tout l'organisme,
en produisant des malaises, courbature, fièvre et exanthèmes
(*réaction générale*).

TUBERCULINO-DIAGNOSTIC

L'introduction parentérale de tuberculine peut donc nous servir au diagnostic de la tuberculinisation de l'organisme par le
bacille de Koch. En n'introduisant qu'une dose faible qui ne donne
lieu qu'à une réaction locale absolument inoffensive, et en évitant
toute dose forte produisant des réactions focales et surtout générales, nous pouvons, sans aucun inconvénient pour le bébé, déterminer si l'organisme héberge des bacilles de Koch sécrétant de la
tuberculine.

On se sert pour cela de plusieurs méthodes.

L'injection sous-cutanée de tuberculine. — C'est la méthode la plus ancienne, et elle a été employée chez le nourrisson
par Schlossmann à Dusseldorf et Binsvanger à Dresde, qui la
recommandent chaudement, mais un grand nombre d'auteurs,
entre autres Czerny (de Berlin) et Moro (de Heidelberg), la déclarent dangereuse pour le nourrisson. Elle n'est plus employée
actuellement, depuis la découverte des réactions locales.

L'ophtalmo-réaction. — Cette méthode, proposée par Calmette et Wolff-Eissner, a le grand avantage, sur l'injection souscutanée, de ne pas provoquer de fièvre, car elle ne se base que
sur la réaction locale et apyrétique qui se manifeste par une rougeur de la conjonctive. Après deux ans d'essais, nous avons abandonné définitivement l'ophtalmo-réaction, d'abord parce qu'elle
est irritante et qu'elle donne, chez certains enfants non tuberculeux, des pseudo-réactions difficiles à distinguer des réactions
vraies, ensuite parce qu'elle est désagréable pour l'entourage du
nourrisson, enfin parce qu'elle peut être quelquefois dangereuse
pour l'œil lui-même.

La réaction percutanée de Moro. — Nous avons employé,
pour en avoir une idée personnelle, la pommade de Moro qui
contient 50 p. 100 de vieille tuberculine. On obtient ainsi une
éruption papuleuse absolument analogue aux tuberculides si le
bébé est tuberculeux. Mais cette réaction est beaucoup moins
fidèle que la cuti-réaction et l'intra-dermo-réaction que nous utilisons actuellement.

La cuti-réaction de Pirquet. — Pirquet conseille de faire
cette réaction de la manière suivante :

Après avoir lavé la peau de l'avant-bras à l'éther, on y place
deux gouttes de vieille tuberculine de Koch à une distance de
1 centimètre l'une de l'autre. On prend alors le stylet que l'on
flambe et, en tendant la peau, on pratique une légère érosion
entre les deux gouttes : c'est l'érosion de contrôle ; puis on en
pratique une au milieu de chacune des deux gouttes.

Après vingt-quatre heures, il se produit une papule plus ou moins grande et plus ou moins rouge au niveau des érosions tuberculinisées, et rien au niveau de l'érosion de contrôle.

C'est ce qu'on appelle la *réaction positive de Pirquet*. Nous avons modifié ce mode de faire, en pratiquant sur le haut du bras une simple vaccination. Après avoir lavé la peau à l'éther, nous pratiquons, avec une lancette de vaccination, trois scarifications superficielles parallèles.

La scarification médiane seule est inoculée avec la vieille tuberculine pure de Koch, les scarifications latérales servant de témoins.

L'intra-dermo-réaction de Mantoux. — Le Dr Mantoux a imaginé une modification de la réaction de Pirquet qui nous paraît particulièrement heureuse, en injectant la tuberculine dans le derme. Nous nous servons, pour pratiquer le Mantoux, d'une petite seringue à aiguille courte et injectons bien horizontalement et bien dans le derme une goutte contenant exactement 0^{gr},0001 (un dixième de milligramme) de vieille tuberculine de Koch (Mantoux lui-même emploie un centième de milligramme). L'injection réussie amène de suite la formation d'une papule blanche et arrondie qui cause une légère cuisson et qui devient rouge au bout de quelques heures.

Il faut bien se garder de confondre cette réaction précoce, qui n'a rien de spécifique, avec une réaction positive, car elle disparaît rapidement. Ce n'est qu'au bout de vingt-quatre heures que l'on peut voir une papule rouge se montrer : elle grandit et atteint son maximum après quarante-huit heures ; c'est l'heure à laquelle nous la mesurons et la dessinons en grandeur naturelle sur nos feuilles de clinique ; puis elle disparaît plus ou moins rapidement. Depuis six ans, tous les enfants qui entrent dans notre service, qu'ils soient atteints d'une maladie infectieuse ou non, sont « pirquetisés » sur l'un des bras et « mantousés » sur l'autre.

Nous avons ainsi pu comparer, sur plusieurs milliers d'enfants, la valeur respective de ces deux réactions.

Or, notre expérience nous montre que, tout particulièrement chez le nourrisson, la réaction de Mantoux est très supérieure à celle de Pirquet, et je me base, pour le déclarer, sur les trois raisons suivantes :

Si nous examinons nos très nombreuses feuilles de clinique sur lesquelles sont dessinées, grandeur naturelle, les réactions de Mantoux et de Pirquet, nous trouvons que, chez le plus grand nombre de nos bébés suspects de tuberculose, le premier Pirquet était négatif, alors que le Mantoux était déjà positif. Or, dans tous ces cas, l'examen clinique, l'examen radioscopique et l'évolution confirmaient le diagnostic de tuberculose. Du reste, dans la plupart de ces cas, un second Pirquet, fait quelques semaines plus tard, est devenu positif.

Mais c'est surtout sur les cartes d'enfants atteints de « *maladies empêchantes* » : rougeole, fièvre typhoïde, pneumonie, etc., que nous pouvons voir toute l'importance de la réaction de Mantoux. Pendant la période aiguë, qui est la période empêchante de cette maladie, le Pirquet a disparu entièrement, alors que le Mantoux, bien souvent, ne fait que diminuer d'intensité; et dans les cas où lui aussi disparaît, on le voit reparaître un ou deux jours *avant* le Pirquet.

Enfin, en pratiquant la réaction de Pirquet, nous faisons pénétrer dans l'organisme une dose variable de tuberculine dont la quantité dépend plus du hasard que de l'habileté de l'opérateur.

Avec le Mantoux, nous faisons pénétrer chaque fois, dans le derme, *exactement* un dixième de milligramme de vieille tuberculine, et, si nous le faisons en série, chaque réaction est provoquée par la même dose de un dixième de milligramme. Comme nous mesurons chaque fois l'intensité de la réaction par sa grandeur en millimètres, nous pouvons les comparer entre elles afin de savoir si l'organisme devient plus sensible, soit *anaphylactisé* ou moins sensible, soit *immunisé*, ce que nous ne pouvons pas faire avec le Pirquet.

Nous pouvons donc conclure que la réaction de Mantoux est plus exacte, plus sensible et plus utile pour la clinique que celle de Pirquet.

RÉACTIONS NORMALES. — Examinée après quarante-huit heures, une réaction de Mantoux normale ne présente qu'une papule rouge, d'une dimension plus ou moins grande, nettement proéminente au toucher. L'*aréa,* sorte de halo rouge qui l'entoure, est à peine perceptible.

RÉACTIONS SCROFULEUSES. — Si la réaction est pratiquée chez un enfant *exsudatif,* le Mantoux est plus grand, plus rouge, plus proéminent et plus chaud au toucher; il est entouré d'une aréa rouge de 5 centimètres et même 10 centimètres de diamètre et toute la région avoisinante peut être gonflée et douloureuse.

RÉACTION VÉSICULEUSE. — Dans quelques cas, on voit la papule recouverte de vésicules plus ou moins nombreuses qui crèvent en laissant une petite plaie herpétiforme qui se guérit rapidement en ne laissant, comme toutes les réactions de Mantoux, qu'une pigmentation de durée prolongée.

RÉACTION ULCÉREUSE. — Dans de rares cas, enfin, il se forme

des pustules plus profondes formant une petite plaie qui se recouvre d'une croûte, mais qui ne guérit qu'en laissant une petite cicatrice indélébile.

Réaction secondaire ou réviviscence. — Lorsque l'on pratique le Mantoux dans le cours d'une des *maladies empêchantes*, il est fréquent de n'avoir qu'une réaction légère, pâle, non proéminente et à peine perceptible ; dans d'autres cas, de n'observer aucune réaction. Mais si l'on examine après la période empêchante, par exemple dans la pneumonie après la crise, on voit alors *revivre* la réaction. Cette réviviscence a ceci de particulier, c'est qu'elle dure non pas deux ou trois jours, mais souvent huit à dix jours et même plus.

Importance clinique des réactions à la tuberculine. — Les réactions locales à la tuberculine sont-elles spécifiques et peuvent-elles servir au diagnostic de la tuberculose du nourrisson ?

Quelques auteurs, Bruyant, Sorgo, Fezner, entre autres, affirment que les réactions locales à la tuberculine sont loin d'être spécifiques. Sorgo affirme même avoir obtenu des réactions semblables avec la diphtérotoxine et la dysentérotoxine, ce qui est parfaitement possible, et Freund, dans un cas d'intoxication par le lait de vache, assure avoir obtenu une réaction locale avec la caséine, ce qui est certain. Mais cela ne prouve rien contre la spécificité de la réaction à la tuberculine, qui serait absolue d'après Zieler. Seule la clinique, s'appuyant non seulement sur l'anatomie pathologique, mais encore sur l'inoculation au cobaye, pourra trancher définitivement la question.

Or la clinique a-t-elle véritablement démontré le peu de confiance que l'on doit avoir dans le tuberculino-diagnostic ?

On pourrait le croire, si on s'en rapporte à de nombreux articles parus dernièrement dans la presse médicale, et surtout si l'on envisage les réserves, très bien motivées du reste, du Dr Péhu qui rapportait sur cette question devant l'Association française de pédiatrie.

Sans doute, si l'on exige de ce signe qu'il nous donne une réponse à la question : « Le nourrisson est-il atteint de tuberculose en évolution ? » ce signe est infidèle ; en effet, il ne peut répondre qu'à cette seule question : « LE NOURRISSON HÉBERGE-T-IL DANS SON ORGANISME DES BACILLES DE KOCH ? » La question étant ainsi limitée, on peut affirmer que *la réponse est exacte et toujours exacte*, et sur près de quatre mille observations dont je dispose depuis 1907, je ne l'ai *jamais* trouvée en défaut, mais à deux conditions : 1º c'est qu'il ne faut se servir que d'une réaction sûre et que la réaction soit bien faite ; 2º et qu'elle soit bien interprétée.

1° *Réaction sûre et bien faite.* — Chez le nourrisson, je ne considère qu'une seule réaction comme sûre : c'est la *réaction de Mantoux*. Les autres réactions, étant données les faibles capacités réactives du bébé, sont peu sûres, et même le Pirquet est chez lui le plus souvent négatif, alors que le Mantoux est déjà nettement positif, comme j'en ai vu plus de vingt fois des exemples ; il faut ensuite que le Mantoux soit fait avec une aiguille courte, une bonne seringue permettant de doser exactement un dixième de la solution au millième de vieille tuberculine et une bonne technique assurant exactement sa pénétration dans le derme.

2° *Savoir interpréter la réaction.* — Pour cela, il faut distinguer les réactions positives et les réactions négatives.

A. — Réactions de Mantoux positives.

Nous croyons pouvoir affirmer que toute réaction positive indique d'une manière certaine que *le nourrisson a été infecté par le bacille de la tuberculose à une période quelconque de sa courte existence.*

Mais il serait erroné de conclure d'un Mantoux positif que l'enfant est atteint d'une tuberculose en évolution.

Sans doute, étant donné le peu de résistance de l'enfant, le bacille de Koch provoquera, *dans la grande majorité des cas*, une tuberculose rapidement progressive. Mais, dans quelques cas exceptionnels, il n'en est pas ainsi, et ceci nous amène à étudier rapidement ces formes sous le nom de tuberculose latente du nourrisson.

La tuberculose latente du nourrisson. — Nous l'avons vu, le bacille de la tuberculose ne provoque pas toujours la formation de tubercules ; il peut ne produire, comme Bartel l'a démontré, qu'une simple hypertrophie avec hyperplasie des ganglions lymphatiques.

Ce stade de latence, pendant lequel les bacilles de Koch restent inactifs et inoffensifs, peut durer des semaines et des mois pendant lesquels l'organisme du bébé, qui est sous l'influence des produits toxiques sécrétés par le bacille, ne trahit cette présence que par un état général qui laisse à désirer, et par les réactions locales à la tuberculine, qui montrent que l'organisme du bébé cherche à décomposer cette albumine parentérale.

Nous ne devons, à notre avis, parler de tuberculose latente que *quand elle est latente anatomiquement, mais biologiquement positive* ; c'est la tuberculose latente dans le sens de Baumgartner et von Behring qui admettent tous deux que le bacille de la tuberculose peut persister pendant des années dans les ganglions lymphatiques à l'état végétatif, jusqu'à ce qu'il devienne dangereux pour son hôte si les conditions du terrain se modifient. Cette forme de tuberculose a été démontrée expérimentalement par Bartel et Weichselbaum, car Bartel, en exposant des cobayes aux poussières des maisons de phtisiques ou en mélangeant des bacilles de Koch à la nourriture de lapins, a pu prouver que ces bacilles traversaient leur muqueuse intestinale et se laissaient démontrer dans les ganglions adjacents *sans qu'on y trouve un seul tubercule*. Weichselbaum et surtout Beitzke (1) ont pu démontrer des cas analogues chez le nourrisson. Sans doute Joest a essayé de prouver que jamais un bacille de Koch ne pouvait se trouver dans un ganglion sans déterminer la formation de tubercules. Mais ces expériences, faites avec des doses considérables de bacilles virulents, ne correspondent pas aux conditions d'une infection naturelle.

Beaucoup d'auteurs, Kleinschmidt entre autres (2), réservent le mot de tuberculose latente aux nourrissons qui sont déjà *tuberculeux anatomiquement*, mais qui n'ont *pas encore de réaction de Mantoux*, leur production d'anticorps n'étant pas encore suffisante à cause de l'époque trop récente de l'infection. C'est fâcheux et peu logique. Nous donnons à cette forme de tuberculose, fréquente chez le nourrisson de moins de trois mois, le nom de *tuberculose suspecte du nourrisson*.

Nous avons observé cinq cas de tuberculose latente du nourrisson, mais nous ne résumerons ici que l'une de nos observations parce qu'elle est particulièrement caractéristique.

Obs. XXV.—*G...* (*Raymonde*), entrée à l'âge de trois mois à la clinique avec un poids de 2700 grammes. Ce bébé est né à terme pesant 2500 grammes.

Elle a été nourrie quinze jours par sa mère *atteinte d'une tuberculose chirurgicale du poignet et d'autres os*. Elle nous est envoyée pour des troubles gastro-intestinaux : anorexie, vomissements immédiats après le repas, diarrhée (?), trois, quatre selles par jour, jaunes et de consistance normale. Le bébé, nettement *hypotrophique*, est extrêmement maigre; peau mince, plissée. Dos et épaules : peau épaissie, sèche et pigmentée. Micropolyadénie. Rachitisme cranien et thoracique. Facies Voltaire; cou long, amaigri; veines turgescentes; *pas de macropolyadénie cervicale*.

Abdomen flasque. Foie dépasse le rebord costal de deux travers de doigt. Rate grande, nettement perceptible. Examens du cœur et des poumons normaux. Palpation du ventre normale; pas de macropolyadénie mésaraïque. Température entre 37,7 et 37. Pas de toux bitonale, pas de stertor ni inspiratoire, ni expiratoire. A l'âge de quatre-vingt-dix-neuf jours, on trouve le *Mantoux nettement positif de 4*mm. Pirquet négatif.

(1) Beitzke, *Verhandl. des path. J.*, 1907-1908.
(2) Kleinschmidt, *D. med. W.*, 1914, p. 1120.

Radioscopie et radiographie montrent un chapelet ganglionnaire à droite.
Diagnostic clinique : *tuberculose du nourrisson forme masquée athrepsique.*
Traitement : lait albumineux, puis soupes maltosées au lait albumineux.
Le poids de l'enfant augmente normalement et passe, en trois mois, de
2^{kg},700 à 3^{kg},900. État général très amélioré. Épidémie de grippe, bronchopneumonie. Mort en trois jours.

  Nécropsie (résumé). Cœur normal. Poumons gauche et droit, foyers de
bronchopneumonie, bronches contenant un liquide spumeux et sanguinolent. Ganglions du hile hyperémiés. Thymus grandeur moyenne, normal à la coupe. Thyroïde normale. Foie dépasse de deux travers de doigt,
couleur jaune. Rate tuméfiée. Ganglions mésentériques moyens hyperémiés. Capsules surrénales normales. Rein gauche absent. Rein droit
hypertrophié. Estomac et intestin normaux.

  Diagnostic anatomique. — Bronchopneumonie double avec bronchiolite.
Emphysème. Aplasie du rein gauche. *Pas trace de tuberculose.*

  Inoculation. — *Premier cobaye inoculé avec ganglions du cou*, meurt le
troisième mois : abcès au point d'inoculation, ganglions inguinaux gros,
caséifiés. *Tuberculose généralisée, foie, rate, poumons.*

  Bacilles de Koch +++.

  Deuxième cobaye inoculé avec ganglions du hile : tué le troisième mois.
Abcès au point d'inoculation, ganglions inguinaux sans lésions, sacrolombaires gros et caséifiés.

  Tuberculose généralisée, foie, rate et poumons.

  Bacilles de Koch +++.

  Diagnostic expérimental. — *Les ganglions du hile et du cou de l'enfant G... contenaient des bacilles de Koch virulents.*

SYMPTÔMES. — La tuberculose latente se présente cliniquement avec le facies et les symptômes de la tuberculose masquée :
athrepsique ou anémique. Presque tous présentent le *facies
vaso-dilaté* : cheveux, cils et sourcils longs et soyeux, yeux
humides, tendres, trop expressifs, lèvres et ongles trop colorés,
hypertrichose et transpirations faciles, symptômes que nous
retrouvons si fréquemment dans les tuberculoses du nourrisson
et qui jurent avec la diminution parfois considérable de l'hémoglobine qui se rapproche de 50 p. 100.

Ils ont de la micropolyadénie, de l'hépatomégalie et le plus
souvent une légère splénomégalie, pas de macropolyadénie cervicale ou mésaraïque.

Si nous ajoutons à ce tableau que le Mantoux est nettement
positif et que les examens radioscopique et radiographique
montrent le tableau bien net d'une adénopathie trachéo-bronchique, on reconnaîtra qu'il est bien difficile, pour ne pas dire
impossible, de distinguer cliniquement la tuberculose latente de
la tuberculose masquée.

Tous cependant présentent des signes d'*hypotrophie.*
Ce sont des enfants petits, fortement retardés et leur croissance staturale et surtout pondérale est très en dessous de la
moyenne.

```
B. L..., né 8 sem. avant terme.    Poids à 2 mois 2650gr. Long. 7 mois, 55cm
F. 1..., né à terme..............    —    à 8  —   5350gr.   —            60cm
B. V..., née avant terme.......      —    à 2  —   2300gr.   — 5 mois, 60cm
De G. R..., né à terme.........      —    à 3  —   2700gr.   — 7   —      65cm
D'E. Y..., né un mois av. terme.     —    à 18 jours 2480gr. — 3   —      55cm
```

Mais l'hypotrophie non tuberculeuse est fréquente et ne peut servir au diagnostic ; il suffit que les parents soient insuffisants, trop vieux ou trop jeunes, cachectiques ou usés, intoxiqués ou intoxinés pour que le rejeton porte le signe de l'hypotrophie ; ce signe ne saurait donc nous servir pour le diagnostic différentiel, et ici tous nos enfants étant nés de mères tuberculeuses et ayant été nourris par leur mère, leur hypotrophie s'explique très naturellement.

En somme, le diagnostic ne se fait qu'à l'autopsie et avec le secours de l'*inoculation au cobaye*; aussi est-il certain qu'un grand nombre de tuberculoses latentes meurent avec le diagnostic d'athrepsie ou d'anémie, sans avoir été reconnues.

PRONOSTIC. — Quel est le pronostic de la tuberculose latente? Il paraît probable que ces enfants reçoivent avec l'infection tuberculeuse des anticorps tuberculeux transmis par la naissance et par le lait maternel; cela expliquerait la vie latente des bacilles de Koch qui n'arrivent pas au degré de virulence nécessaire pour provoquer la formation d'un tubercule. Mais cette défense ne finit-elle pas par céder et ces enfants ne finissent-ils pas par devenir anatomiquement tuberculeux, ou une réinfection est-elle nécessaire? C'est ce que nous ne savons pas encore à l'heure actuelle.

Mais un fait est certain : c'est que ces enfants, s'ils ont des défenses contre les bacilles de Koch, n'en ont pas contre les autres microbes et que, comme les autres hypotrophiques, ils s'infectent avec une déplorable facilité et succombent à leur infection avec une rapidité effrayante.

Sur nos cinq enfants, quatre sont morts de bronchopneumonie, provenant d'une épidémie de grippe pourtant très bénigne ; l'autre est mort subitement sans que l'autopsie en révèle la cause, car thymus et parathyroïdes étaient normaux.

En résumé : la réaction de Mantoux positive permet de diagnostiquer avec certitude une tuberculinisation du nourrisson, mais n'indique pas s'il s'agit d'une tuberculose latente, d'une tuberculose en évolution ou d'une tuberculose guérie.

B. — RÉACTIONS DE MANTOUX NÉGATIVES.

Une réaction de Mantoux négative permet-elle d'exclure la tuberculose chez le nourrisson?

Nous l'avons vu, la réaction de Mantoux est due à la formation d'anticorps tuberculeux provoquée par la présence de tuberculine dans l'organisme du nourrisson.

Il en résulte que : *l'absence du Mantoux indique l'absence du bacille de Koch dans l'organisme du nourrisson*, mais *cela n'est exact qu'à une condition*, c'est que l'organisme du nourrisson soit *capable de former des anticorps*.

Causes empêchant le Mantoux. — Or il existe plusieurs causes qui empêchent l'organisme du bébé de former des anticorps.

1° *La durée de l'infection*. — Le nourrisson dont l'organisme neuf et stérile n'a jamais eu l'occasion de former des anticorps a besoin d'un certain temps après l'infection pour que les anticorps tuberculeux soient formés en quantités suffisantes pour déterminer les réactions locales. Von Pirquet évalue le temps nécessaire pour que le Pirquet puisse apparaître à environ trois mois après l'infection; Hamburger, Dietl à quelques semaines; Siegert à douze jours après l'infection. Il me paraît difficile de préciser, car, d'une part, la faculté de sécréter des anticorps me paraît varier suivant les nourrissons, et, d'autre part, la rapidité de cette sécrétion doit dépendre du degré de l'infection.

Nous avons à plusieurs reprises vu la réaction de Mantoux se développer sous nos yeux. Le plus jeune de mes nourrissons à réaction nettement positive était un bébé d'Ep... âgé de seize jours au moment de son entrée, et le dix-huitième jour nous pûmes dessiner une réaction de Mantoux de 4^{mm} contrôlée par une injection négative faite avec du sérum physiologique. Il est vrai d'ajouter que sa mère était morte de miliaire généralisée peu de jours après sa naissance, en sorte que l'on ne peut chez ce bébé exclure une forme congénitale.

Il en est de même du bébé observé par Jeanneret, qui était nourri par sa mère tuberculeuse.

Celui qui nous a fait attendre le plus longtemps sa réaction de Mantoux était le bébé B... (Louis), nourri six semaines par sa mère phtisique atteinte d'une caverne à droite et, à gauche, d'un sommet fibreux ancien. Entré dans le service à deux mois et, dès ce jour, séparé de ses parents, nous lui fîmes, comme à tous nos nourrissons tuberculeux suspects, tous les quinze jours le Mantoux, afin de déterminer l'époque de sa première apparition. Il resta tout ce temps négatif, et ce ne fut qu'après le *cinquième mois* que le Mantoux apparut pour la première fois, pour rester dès lors définitivement positif.

Chez tous les autres suspects que nous supposions infectés par leur mère phtisique peu après leur naissance ou à leur naissance, nous vîmes apparaître le Mantoux entre le troisième et le quatrième mois.

On peut donc supposer que la durée d'incubation du Mantoux *dépend de la dose bacillaire infectante*. En effet, Hamburger d'abord, Kleinschmidt ensuite, ont démontré qu'avec une dose d'un dix-millionième de milligramme de bacilles, les cobayes ne donnaient le Mantoux qu'après trois mois et demi, alors qu'ils le donnaient déjà après six jours avec une dose d'un dixième de milligramme.

L'époque de l'apparition du Mantoux dépend ensuite de la dose injectée pour faire le Mantoux, car elle apparaît plus vite avec une forte dose qu'avec une faible, et c'est encore une raison pour préférer le Mantoux au dixième de milligramme au Pirquet.

Elle dépend enfin du fait que *l'organisme jeune a une faculté moindre de préparer des anticorps*, comme nous le démontre l'expérience de Kleinschmidt qui prouve que des cobayes nouveau-nés et des cobayes de quelques semaines injectés *avec la même dose de la même culture de Koch* réagissent au Mantoux différemment. Alors qu'il faut aux nouveau-nés six semaines, il ne faut que six jours aux cobayes plus âgés pour que le Mantoux se manifeste.

Lorsqu'il s'agit par conséquent d'une infection récente, il ne faut pas conclure de l'absence de réaction de Mantoux à l'absence d'infection.

Il faut répéter le Mantoux tous les mois, pendant un trimestre au moins, avant d'en pouvoir tirer une conclusion précise.

Il est du reste probable que, chez le nourrisson infecté à un âge moins tendre, la préparation des anticorps demande moins de temps et que l'enfant réagit beaucoup plus vite à l'injection de tuberculine.

2º *L'agonie*. — Il faut en second lieu que l'organisme *puisse* encore former des anticorps. Or, nous le savons, dans la cachexie profonde et l'agonie, cette faculté fléchit et finit par disparaître. Il nous est même arrivé plus d'une fois, pour juger de l'état de résistance d'un bébé s'en allant d'une tuberculose envahissante, de lui faire le Mantoux, afin de pouvoir juger de son état par comparaison avec les anciens Mantoux. S'il se produit dans un cas pareil une réaction cachectique à peine visible (*réaction agonale de Pirquet*) on peut poser un pronostic fatal.

3º *Les poussées miliaires*. — Pour que la production d'anaphylatoxine puisse déterminer l'état inflammatoire de la peau, il faut que les anticorps ne soient pas absorbés par la tuberculine d'une poussée miliaire ou d'une miliaire généralisée, car, dans ces deux cas, le Mantoux diminue ou même disparaît.

Je pourrais en citer plusieurs exemples. Un seul suffira, car il est très probant.

Obs. XXVI. — Il s'agit du bébé Ab... (Arnold), né le 11 avril 1913, d'une mère en bonne 'santé et d'un père qui « tousse depuis une pleurésie ».
I. Séjour à trois mois. *Athrepsie.* Pirquet et Mantoux négatifs.
II. Séjour à neuf mois. *Tuberculose masquée,* forme pseudo-leucémique : teint jaune, hépato et splénomégalie énormes. Hg 30 p. 100; globules rouges, 1 200 000; globules blancs, 21 000; myélocytose, globules rouges à noyaux. *Mantoux nettement* +. Rœntgen = Tuberculose trachéo-bronchique droite.
III. Séjour à onze mois, deux jours pour miliaire généralisée. Méningite. Péritonite. *Mantoux négatif.*
Nécropsie. — Tuberculose miliaire généralisée.

4° *Maladies infectieuses empêchantes.* — Un certain nombre d'infections aiguës empêchent, en les absorbant, la faculté de l'organisme de former des anticorps. Cette période empêchante a une durée plus ou moins prolongée.

A. *Pneumonie franche.* — La pneumonie franche, pendant toute sa durée, empêche la formation des anticorps tuberculeux; elle paraît absorber pour son compte la faculté de former des anticorps, car ceux-ci décomposent la pneumotoxine en laissant intacte la tuberculine déposée dans la peau.

Cela est si vrai que ce n'est que le lendemain de la crise que l'on voit, *à l'endroit où a été fait le Mantoux,* une minuscule réaction qui augmente peu à peu et finit par devenir bien nette, mais qui dure, au lieu de deux jours, huit à dix jours, comme si l'organisme avait de la peine à faire l'effort de digestion parentérale nécessaire; c'est ce que nous avons nommé la *réviviscence du Mantoux.*

B. *Maladies tuberculisantes.* — On sait depuis longtemps, car ces faits n'avaient pas échappé à la sagace observation des anciens médecins, qu'il existe un certain nombre de maladies qui favorisent les poussées de généralisation de la tuberculose, si bien qu'on voit fréquemment succéder à ces maladies une miliaire, une méningite tuberculeuse ou une phtisie galopante.

Rougeole. — La plus importante de ces maladies a été découverte par Pirquet lui-même. En mesurant, par des réactions locales répétées chaque jour, la diminution, la disparition, puis la réapparition progressive des anticorps tuberculeux chez l'enfant atteint de rougeole, il a pu démontrer que la diminution des anticorps commençait déjà dans la période d'*énanthème,* pour cesser dans la période d'*exanthème* et ne reprendre qu'après cette période.

Or, nos études sur la leucocytose prérubéolique(1) nous ont mon-

(1) Combe, *Arch. de méd.,* 1899, p. 345.

tré qu'il existait, dans les neuf jours de la période d'incubation de
la rougeole, une leucocytose chaque jour progressive, période de
lutte pendant laquelle sa fonction de digestion parentérale s'épuise.
Si bien que, dès la période d'énanthème, les leucocytes diminuent pour en arriver au minimum de 2 à 4 000 avec absence de
lymphocytes pendant la période d'exanthème. Faut-il rapprocher
ces deux phénomènes parallèles ? Ce serait imprudent, mais il
peut être permis de conclure que cette absence pendant quatre à
cinq jours de lymphocytes, qui, d'après Bartel, sont les vrais moyens
de défense contre le bacille de Koch, donne à ces bacilles le temps

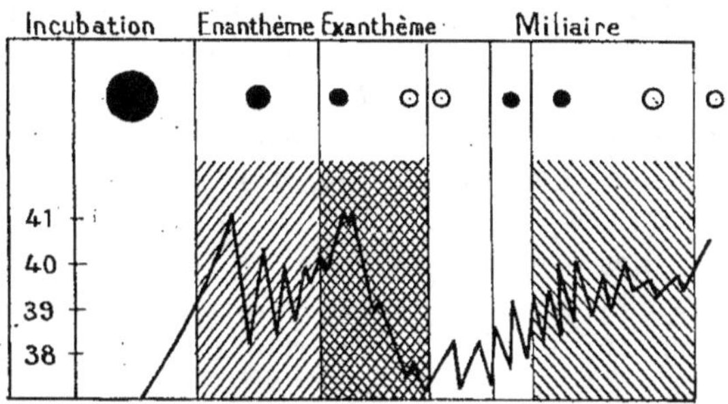

Fig. 37. — *Le Mantoux pendant la rougeole et la miliaire.*

Période d'incubation : Mantoux normal.
Période d'énanthème : Mantoux diminue.
Période d'exanthème : Mantoux disparaît.
Période de convalescence : Mantoux reparaît.
Période de tuberculose miliaire : Mantoux disparaît.

et l'occasion de pulluler, de rompre les barrières et de se répandre
dans les tissus avoisinants et dans les vaisseaux pour déterminer
une miliaire.

Nous avons pu suivre un cas très analogue à celui de von Pirquet; il s'agit d'un enfant de trois ans qui a passé successivement par une tuberculose trachéo-bronchique avec réaction de
Mantoux de 6^{mm}, par une rougeole prise dans le service
pendant laquelle nous avons vu sous nos yeux les réactions de
Mantoux diminuer pendant la période d'énanthème (*rond blanc*),
puis disparaître pendant la période d'exanthème (*rond noir*),
revenir dans la convalescence pour rediminuer et disparaître cette
fois définitivement au cours d'une méningite tuberculeuse avec
miliaire généralisée qui s'est terminée par la mort.

Fièvre typhoïde. Coqueluche. Grippe. — Comme nous faisons
le Mantoux à tous nos enfants le jour de leur entrée à l'hôpital,
nous nous sommes bientôt aperçus que trois maladies infectieuses
qui, chose curieuse, s'accompagnent toutes trois d'une hypoleucocytose et qui toutes trois appartiennent aux maladies tuberculi-

santes, amenaient cette même disparition des réactions locales
à la tuberculine; ce sont la fièvre typhoïde, la coqueluche et la
grippe. Alors que ni la scarlatine, ni la varicelle, ni la méningite
cérébro-spinale n'entravent la réaction de Mantoux.

Toutes ces causes empêchantes s'accompagnant de fièvre, nous
pouvons donc en inférer que le Mantoux doit être répété en dehors
des maladies ou des poussées fébriles et, pour le jeune nourrisson,
qu'il doit être renouvelé tous les quinze jours ou tous les mois
pendant un trimestre au moins, avant de conclure à une absence
de tuberculose.

*Nous pouvons donc conclure que la réaction de Mantoux néga-
tive démontre l'absence d'anticorps tuberculeux qui peut n'être
que momentanée, et non pas l'absence de tuberculose.*

Signes cliniques. — Il existe quatre symptômes qui ont
été indiqués comme pathognomoniques d'une tuberculose du nourrisson. Ils ne sont cependant ni les uns ni les autres des signes
pathognomoniques au sens étymologique du mot. Ils demandent à
être soigneusement discutés, car ils sont symptomatiques de plusieurs autres maladies. Mais ils rentrent dans la catégorie des
symptômes *économiques* des auteurs allemands qui désignent ainsi
tous les symptômes qui économisent le temps du médecin en
attirant de suite son attention sur un petit nombre de diagnostics
possibles.

Voici quels sont les signes économiques de l'adénopathie trachéo-bronchique tuberculeuse du nourrisson :

1° Le stertor inspiratoire;

2° Le stertor expiratoire;

3° La toux bitonale;

4° La toux coqueluchoïde et éructante.

LE STERTOR INSPIRATOIRE. — L'inspiration bruyante enten-
due à une certaine distance est loin d'être pathognomonique d'une
tuberculose trachéo-bronchique ganglionnaire, car il en existe
trois formes. Le stertor inspiratoire nasal, laryngé et trachéal.

Le *stertor inspiratoire nasal* est fréquent chez le bébé qui respire exclusivement par le nez, et peut être causé par toutes les
maladies qui obstruent incomplètement les fosses nasales. Il suffit,
pour reconnaître cette forme d'inspiration sténotique, de pincer
le nez de l'enfant pour faire disparaître tout bruit inspiratoire et
pour se convaincre que l'obstacle respiratoire provient du nez.

Le *stertor inspiratoire laryngé* peut être mécanique, comme
cela se produit dans les anomalies congénitales ou acquises de
l'épiglotte, dans les laryngites aiguës pseudo-membraneuses ou
dans les laryngites chroniques papillomateuses, luétiques ou tuberculeuses.

Il peut être nerveux et dû, soit à une irritation du récurrent causant un spasme de la glotte, comme cela s'observe dans la tétanie, ou un laryngospasme dû à une infiltration du récurrent par les ganglions trachéo-bronchiques tuberculeux, comme nous en avons observé plusieurs cas. Mais le stertor inspiratoire peut aussi être provoqué par une paralysie de ce même laryngé inférieur causée par la progression de cette même infiltration tuberculeuse, et il n'est pas rare de constater chez le même bébé la succession de ces deux symptômes qui s'accompagnent tous deux de toux bitonale.

On voit combien le stertor inspiratoire laryngé est compréhensif et combien peu ce signe peut permettre de conclure à une tuberculose trachéo-bronchique. En tout cas, lorsque cette conclusion s'impose pour d'autres raisons, on peut en inférer qu'il s'agit d'un cas à pronostic grave, car il indique que la tuberculose a déjà franchi la limite ganglionnaire et qu'elle devient envahissante.

Le *stertor inspiratoire trachéal* est un signe économique de l'adénopathie trachéo-bronchique, car il indique qu'une masse ganglionnaire entoure et étrangle la trachée et la bifurcation des bronches.

Mais pour que ce signe conserve cette importance diagnostique, il importe de le distinguer soigneusement du stertor laryngé. On se basera pour cela sur les signes suivants :

Dans la sténose laryngée, l'enfant porte la tête fortement en arrière pour ouvrir aussi largement que possible son larynx ; dans la sténose trachéale, c'est le contraire : la tête est penchée en avant afin d'enrouler en quelque sorte la trachée autour du goitre ou du thymus qui la comprime. En second lieu, la voix est le plus souvent altérée dans les affections laryngées, alors qu'elle est normale dans les affections trachéales. Mais ces signes sont loin d'être absolus. Il en est un meilleur. Dans la sténose laryngée, l'obstacle étant dans le larynx, celui-ci est entraîné dans la poitrine par la pression négative du thorax, le larynx s'abaisse. C'est ce que savent bien tous ceux qui pratiquent le tubage ; la grande difficulté est de retenir le larynx qui fuit pendant l'inspiration si l'on n'a pas bien fixé l'épiglotte. Dans la sténose trachéale, l'obstacle étant au-dessous du larynx et le vide se faisant au-dessous, le larynx reste immobile. Il suffit donc, pour différencier la sténose trachéale, de se rendre compte, en mettant son doigt sur le cartilage thyroïde, si celui-ci descend pendant l'inspiration. S'il reste immobile, nous pouvons affirmer une respiration sténotique trachéale et hésiter entre un goitre thyroïdien plongeant, affection rare chez le bébé, entre un goitre thymique plus fréquent et une adénopathie trachéo-bronchique tuberculeuse. La radiogra-

phie, qui nous montre dans les premiers cas une ombre régulière
due aux lobes hypertrophiés du thymus et dans le second l'ombre
irrégulière et polycyclique des ganglions et surtout d'autres ganglions hilaires, d'autre part la réaction positive de Mantoux nous
permettront d'affirmer la tuberculose, car la tuberculose s'accompagne, d'après mon expérience, le plus souvent d'un thymus plus
ou moins atrophié, en tout cas bien rarement, si ce n'est jamais,
d'hypertrophie du thymus.

Nous avons observé quatre cas de stertor inspiratoire, dont voici
le plus typique.

Obs. XXVII. — *B...* (*Elisabeth*), neuf mois. Née à terme, père et mère en
bonne santé, mais onze tantes et oncles maternels sont morts, dont trois
au moins de phtisie! L'enfant s'est bien portée jusqu'au sixième mois.
Depuis cette époque, elle a de la peine à respirer, l'inspiration devient
de plus en plus bruyante, si bien qu'on l'entend dans toute la chambre.
Inspiration sténotique trachéale typique. On l'amène à l'hôpital où l'on
trouve un Mantoux positif et, à la radioscopie, une ombre polycyclique
rétro-manubriale et une forte adénopathie, ayant même à droite la
forme de *tabes hilaire.*

Présentation clinique. — Adénopathie trachéo-bronchique tuberculeuse
envahissante, compression de la trachée englobée dans la masse ganglionnaire.

Traitement aux rayons X. On pratique huit séances, une séance par
semaine. Le cornage disparaît entièrement. L'enfant rentre à la maison,
guerie en apparence. Elle ne supporte pas le traitement à la tuberculine
à cause de sa forte anaphylaxie. Revenue six mois après avec une péritonite tuberculeuse fibro-caséeuse, elle meurt d'un phlegmon fistulé de
l'ombilic.

Nécropsie. — Thymus petit, atrophié. Ganglions trachéo-bronchiques
encore gros, mais sclérosés.

Toux bitonale. — La toux bitonale a été signalée en premier lieu par M. Marfan comme un symptôme caractéristique de
la tuberculose des ganglions trachéo-bronchiques du nourrisson.
Mais la publication de ce symptôme est due à Mme Dora Mantoux
qui l'étudie brièvement dans sa thèse de doctorat. Enfin, ces deux
auteurs ensemble consacrent à ce signe un très intéressant article
du *Nourrisson* (1), dans lequel ils insistent, non seulement sur la
valeur diagnostique, mais avec raison surtout sur la valeur pronostique de la toux bitonale.

Voici comment ces auteurs décrivent et caractérisent la toux
bitonale :

La toux ordinaire est due au bruit produit par une expiration
brusque et violente accompagnée d'un rétrécissement de la glotte.
Elle est donc produite par la mise en vibration synchrone et

____

(1) Marfan et Mme Mantoux, *Nourrisson*, t. I, nov. 1913, p. 325.

égale des deux lèvres de la glotte rétrécie par l'air brusquement expiré ; elle est donc *unitonale*.

La toux bitonale est formée de deux bruits distincts et dissonants mais synchrones ; le premier est grave et voilé, le second est plus élevé et possède à la fois quelque chose de cassé et de chantant. On dirait que ces deux sons sont émis par deux larynx différents : elle est donc *bitonale*.

D'où vient cette différence ? Dans la toux ordinaire, les deux cordes vocales étant semblables et semblablement tendues, vibrent à l'unisson. Mais s'il existe, soit un spasme, soit une parésie d'une seule des cordes vocales, ou s'il y a des modifications de tension bilatérale, ces modifications n'existent pas au même degré dans les deux cordes vocales ; chacune d'elles produira au moment de la toux un son distinct de tonalité, d'intensité et de timbre différents, et, comme ils sont synchrones, ils seront entendus en même temps. Ainsi sera réalisée la toux bitonale.

Elle est facile à distinguer de la toux *rauque ou voilée* qui n'est formée que d'un seul son et qu'une oreille avertie discernera d'emblée. Il est à remarquer, et nos observations concordent absolument avec celles de Marfan, que la voix et le cri de l'enfant qui présente la toux bitonale sont clairs, nets, nullement voilés et ne se distinguent en rien de la voix et du cri normaux. La toux bitonale s'accompagne quelquefois de la toux *coqueluchoïde* et de la toux *quinteuse*, mais le plus souvent elle ne procède pas par quintes et est composée de deux ou trois coups de toux au plus.

Une fois établie, la toux bitonale peut persister sans modification notable jusqu'à la mort, mais elle peut aussi être intermittente, s'entendre quelques jours, puis disparaître quelque temps pour revenir ensuite. Enfin elle peut être transitoire et disparaître définitivement après le traitement tuberculinique, comme nous l'avons observé deux fois. Quelle est la cause et, par conséquent, la signification de la toux bitonale ? Pour Marfan, elle est, chez le nourrisson, toujours le symptôme *révélateur* d'une tuberculose des ganglions bronchiques. Nous sommes d'accord, à la condition d'aller plus loin et de généraliser l'hypothèse de Marfan et de dire que la toux bitonale est le symptôme révélateur d'une tuberculose *envahissante* des ganglions trachéo-bronchiques.

D'une part, en effet, la toux bitonale est rare dans la tuberculose ganglionnaire simple du nourrisson (10 fois sur 44 cas chez Marfan; 6 sur 35 cas dans notre statistique). Mais ajoutons que Marfan compte encore parmi les nourrissons les enfants de un à deux ans.

D'autre part, elle est plus fréquente dans la première année que dans la seconde. Marfan compte, sur 10 toux bitonales : 8 dans la première, 2 dans la seconde. Or c'est précisément parce que la tuberculose est beaucoup plus fréquemment envahissante dans la première que dans la seconde année.

Quant au mécanisme de la toux bitonale, Marfan l'attribue à la compression du nerf récurrent. J'avoue ne pas bien me représenter la compression d'un nerf par un ganglion, car celui-ci doit forcément, dans le médiastin, fuir devant une compression ; par contre, l'irritation du névrilemme et son *infiltration* sont certaines. La tuberculose envahissante adhère au nerf, l'infiltre et le dissocie en l'irritant, et voilà le spasme d'une des deux cordes vocales expliqué : c'est là la première période encore curable ; dans une deuxième période, le nerf est détruit, et voilà la parésie, puis la paralysie désormais incurable d'une des deux cordes vocales produite.

Dans tous nos cas, nous avons pu démontrer à l'autopsie cette infiltration du nerf par le processus tuberculeux.

Nous pouvons donc pleinement confirmer l'idée de Marfan que la toux bitonale a non seulement une signification diagnostique, mais une signification pronostique grave. Elle indique, sinon, comme l'admet Marfan, une mort rapide dans un laps de temps n'excédant guère deux mois, car nous en avons vu rétrocéder et guérir, tout au moins une tuberculose ganglionnaire envahissante ayant déjà franchi la limite ganglionnaire et infiltrant les tissus voisins. Mais il est une remarque qui s'impose : la toux bitonale n'a cette signification grave que si elle se produit peu à peu, chez un bébé de quelques mois, et que *ce bébé présente un Mantoux positif*. Car depuis que nous recherchons ce signe chez le nourrisson, c'est-à-dire depuis la lecture de la thèse de Mme Mantoux, il y a trois ans, nous avons observé deux bébés présentant une toux bitonale typique *sans trace de tuberculose*.

Le premier bébé que nous avons observé nous a fort alarmé. C'était l'enfant vigoureux, rayonnant de santé, d'un de nos confrères. Pas trace d'hérédité. Le Mantoux était négatif et est resté négatif. L'examen Rœntgen était absolument négatif. Mais, comme dans notre second cas, cette toux bitonale était congénitale et avait dès la naissance frappé notre ami lorsqu'elle se produisait occasionnellement. Il est probable qu'elle s'expliquait par un léger défaut d'une des cordes, car la voix du bébé était légèrement voilée, ce qui ne s'observe pas dans la voix *bitonale vraie*.

Obs. XXVIII. — **Toux bitonale vraie.** — Bébé C... (*Roger*), est entré à la clinique pour une dyspepsie organique à l'âge de vingt et un jours. Né à la Maternité, il n'a été nourri par sa mère que pendant quarante-huit heures parce qu'elle était atteinte de tuberculose pulmonaire avec péritonite tuberculeuse à laquelle elle a succombé, du reste, quelques semaines après. Trop malade pour s'occuper de son enfant, celui-ci est nourri artificiellement par la sœur avec du lait de vaches inoculées, coupé de moitié et sucré au lactose. Son poids restant stationnaire, on nous l'envoie de la Maternité. Il est maigre, chétif, facies Voltaire, et pèse, en entrant dans le service, 2ᵏᵍ,600.

Rœntgen négatif. Mantoux négatif.

Diagnostic : Dysthrepsie probablement de nature tuberculeuse.

Nous mettons l'enfant au régime mixte : farine maltée, lait centrifugé sucré Soxhlet, larosan quand les selles deviennent trop acides. L'enfant reprend à vue d'œil et, après soixante-dix jours à la clinique, il en sort avec une apparence normale et un poids de 4ᵏᵍ,150, qui continue à augmenter, car à sept mois il pesait un poids normal de 6ᵏᵍ,650.

Deuxième séjour. — On nous ramène l'enfant à sept mois et demi pour une bronchite fébrile. Température 39°,8 avec ronchi, sibilances et râles des deux côtés ; au sommet droit, respiration broncho-vésiculaire.

Réaction de Mantoux positive 9ᵐᵐ. *Toux bitonale typique. Stertor expiratoire.* Aux rayons X, on constate une obscurité pseudo-lobaire à la base droite avec ganglions volumineux autour de l'ombre du cœur, plus à gauche qu'à droite.

Diagnostic lors de la *présentation clinique* : Tuberculose trachéo-bronchique envahissante. Compression du récurrent gauche. Pneumonie caséeuse aiguë.

Traitement : une ampoule d'électrargol tous les deux jours. Apomorphine.

Nécropsie des organes du cou et des bronches. — Nous reviendrons sur l'autopsie complète de ce bébé à propos de la pneumonie caséeuse aiguë. Rien de particulier au pharynx ni à l'œsophage dont la muqueuse est grise. Le larynx et la trachée contiennent un mucus jaune assez épais, mais la muqueuse est blanche. Les ganglions du cou sont légèrement tuméfiés ; leur volume varie entre celui d'un grain de riz et celui d'un noyau de cerise ; leur couleur est gris rosé, leur consistance ferme ; les deux nerfs récurrents, examinés à leur entrée dans le larynx, ne présentent qu'une faible différence à l'œil nu ; cependant le gauche est plus mince et plus atrophié que le droit.

Les ganglions trachéo-bronchiques sont volumineux ; de la grosseur d'une noisette, ils sont caséifiés, adhérents les uns aux autres et forment de gros paquets. Le nerf récurrent gauche, poursuivi par une dissection attentive, passe dans le paquet ganglionnaire au milieu duquel il faut le « sculpter », tant il fait corps avec la masse caséeuse qui l'infiltre.

Toux spasmodique. — La toux spasmodique du bébé peut être simplement *quinteuse*, sèche, fréquente, creuse ou rauque et aboyante ; elle forme des quintes séparées qui s'accompagnent souvent de rougeur cyanotique du visage et de transpirations abondantes.

Elle peut être quelquefois *éructante*, c'est-à-dire que la quinte est si violente qu'elle se termine par un renvoi bruyant ou même par un vomissement plus ou moins complet de lait caillé ou non caillé. Enfin la toux peut être vraiment *coqueluchoïde*, c'est-à-dire être formée de quintes, s'accompagnant de cyanose et de vomissements et même quelquefois d'une reprise moins bruyante, sans doute, que le chant du coq de la coqueluche, mais qui s'en rap-

proche beaucoup cependant. Ces trois formes de toux se caractérisent par leur opiniâtreté qui résiste à toute médication.

Au point de vue du diagnostic avec la coqueluche, on signale, et
avec raison, l'absence habituelle de reprises, l'absence d'expectoration mousseuse à la fin de la quinte, surtout le caractère des
quintes qui ne reviennent pas régulièrement le jour et qui ne sont
pas plus fréquentes la nuit, enfin l'évolution de la maladie qui est
progressive dans la coqueluche et chronique et sans exacerba-
tion dans la tuberculose. Mais il est plus utile de signaler qu'on
trouve à l'examen du sang une hypoleucocytose avec lymphocytose
dans la coqueluche et une polynucléose dans la tuberculose.

Quelle est la cause de la toux coqueluchoïde? Il est plus que
probable qu'elle est due à l'excitation de la « *zone tussigène* » que
Hoffmann a décrite dans son article sur les maladies du médiastin (1) et qu'il a localisée à la bifurcation des bronches. *La toux
coqueluchoïde n'indiquerait par conséquent qu'une irritation de
la bifurcation des bronches.* Or cette irritation peut être causée
par plusieurs maladies. Elle peut être produite soit par un corps
étranger, soit par des ganglions qui encapuchonnent la bifurcation, comme cela se voit fréquemment dans les bronchopneumo-
nies, dans la coqueluche (Noël Gueneau de Mussy), enfin dans
la tuberculose.

La toux coqueluchoïde est donc bien loin d'être pathognomonique de la tuberculose du nourrisson.

Obs. XXIX. — **Toux coqueluchoïde éructante. Tuberculinothérapie. Guérison.** — Bébé *T...* (*Jean*), âgé de dix mois. Hérédité directe
nulle. Oncle paternel tuberculeux. Né six semaines avant terme. Poids :
2 kilogrammes. Nourri un mois par sa mère, puis quatre mois avec du
lait de vache coupé au quart, enfin, depuis, exclusivement au Nestlé en
cinq repas de 150 grammes par jour.

Le bébé entre dans le service à dix mois, pesant 5kg,800. Facies vaso-
dilaté typique, hypertrichose, regard profond, anémie légère (Hg 70 p. 100).
Micropolyadénie. Hépatomégalie, splénomégalie. Macropolyadénie cervicale sus-claviculaire droite. Mantoux positif, 4mm. Radiographie montre
des glandes des deux côtés.

On raconte que l'enfant a souvent des bronchites fébriles et des diarrhées. Fréquentes crises de toux coqueluchoïde avec rougeur et quelquefois reprises, mais le docteur déclare que ce n'est pas de la coqueluche. Ces crises continuent, en effet, par séries, apparaissant et disparaissant pendant plusieurs mois. Dans le service, ces crises se répètent
en s'accompagnant fréquemment d'éructation et même de vomissements.

L'enfant est traité pour les diarrhées par des soupes maltées au lait
albuminé et, en un an de séjour, on lui fait deux traitements à six mois
de distance à la vieille tuberculine de Koch *par intramantousation* en
montant de 1/10 de milligramme à 10 centigrammes. La toux coquelu-

(1) Hoffmann, *Nothnagel*, XIII, p. 38.

choïde a disparu, le poids de l'enfant a passé de 5ᵏᵍ,800 à 8ᵏᵍ,300. Il part
guéri en apparence.

LE STERTOR EXPIRATOIRE OU ASTHMATIFORME. — C'est, à mon
avis, le signe le plus important de la tuberculose du nourrisson,
d'abord parce qu'il est fréquent, ensuite parce qu'il est précoce
et qu'il précède en général la toux bitonale, enfin parce qu'il ne
se montre pas comme les autres dans de nombreuses maladies. Il
est donc un signe vraiment économique de la tuberculose ganglionnaire trachéo-bronchique du nourrisson.

Ce signe est facile à percevoir : il se compose d'une inspiration si-
lencieuse, légèrement plus profonde, et d'une expiration bruyante,
poussée fortement prolongée; ce stertor expiratoire ne paraît pas
être perçu par le bébé qui reste gai et souriant (*stertor expiratoire simple*).

Dans quelques cas plus graves, il s'accompagne de cyanose, de
dyspnée, enfin d'une expiration bruyante et plaintive qui ressemble beaucoup à un accès d'asthme (*stertor asthmatiforme,
asthme ganglionnaire de Joal*).

Dans ces cas, on observe en même temps de l'emphysème et de
la dilatation des bronches. Sans doute, lorsque la cyanose des
bronches est intense et que la respiration stertoreuse est poussée avec force, l'asthme ganglionnaire de Joal ressemble beaucoup
à l'asthme vrai. Mais si celui-ci est déjà rare dans la petite
enfance, où on ne l'observe guère que dans la diathèse exsudative,
il est tout à fait exceptionnel dans la première année et, dans ce
cas, l'*éosinophilie abondante* qui le caractérise permettrait sans
peine de le différencier.

Le stertor expiratoire est toujours causé par une compression
de la trachée due à un ou plusieurs paquets ganglionnaires. Or,
comme la trachée du nourrisson est flexible et offre peu de résistance, on peut observer ce signe avec une adénopathie peu volumineuse et non envahissante. C'est donc un signe plus précoce
et d'un pronostic beaucoup moins sérieux que la toux bitonale.

Parmi les nombreux cas observés, nous n'en choisirons qu'un
seul.

OBS. XXX. — **Stertor expiratoire.** — Bébé *W...* (*Catherine*), âgée
d'un an. Père alcoolique. Mère en bonne santé. Grand'mère maternelle
et un oncle tuberculeux. Née à terme. Poids : 2ᵏᵍ,500. Nourrie au lait de
vache jusqu'à sept mois. Depuis, farine Nestlé. Le bébé n'a jamais pros-
péré et souffre fréquemment de diarrhées alcalines. Sa respiration est
difficile et bruyante à l'expiration.
Entrée dans le service. Poids : 5ᵏᵍ,300. Facies vaso-dilaté, rachitisme.
Micropolyadénie, hépatomégalie, rate normale. *Stertor expiratoire nettement perceptible.* Mantoux positif, 3ᵐᵐ. Rœntgen montre des ganglions

des deux côtés du cœur. Suc gastrique : HCl = 0. Acidité totale : 2,3 KOH. Digestion peptique au Mett = 0 en douze heures.

Les parents s'opposent au traitement par la tuberculine. L'enfant repart après cinq semaines; son poids a passé de 5^{kg},300 à 5^{kg},700. Même état.

TEMPÉRATURE. — Nous n'avons pas fait rentrer la température dans les signes cliniques. Sans doute quelques-uns de nos enfants ont une température anormale, mais d'autres n'ont aucune température quelconque, à moins que l'on ne regarde comme anormal tout ce qui n'est pas la *monothermie* absolue du nourrisson normal.

Mais la fièvre est un symptôme si fréquent chez le nourrisson en dehors de la tuberculose! Il n'est même pas exceptionnel d'observer des fièvres de plusieurs semaines de durée, dues tantôt à des rhinites, à des adénoïdites, tantôt à des otites, tantôt à des bronchites, tantôt à des pyélites, et il ne me paraît pas possible de tirer de l'examen de la température une indication quelconque au point de vue du diagnostic de la tuberculose.

PRONOSTIC DE LA TUBERCULOSE
DU NOURRISSON

I. — *Mortalité du nourrisson par tuberculose.*

Les opinions des pédiatres sur la question du pronostic de la tuberculose du nourrisson divergent encore beaucoup à l'heure actuelle. Alors que la plupart des médecins d'enfants d'un certain âge déclarent absolument mortelle toute tuberculose du nourrisson cliniquement constatée, quelques-uns affirment avoir vu échapper à la mort des nourrissons sûrement tuberculeux.

Ces deux opinions se laissent, me semble-t-il, concilier, si nous réfléchissons qu'il y a bien peu de temps encore ce n'étaient que les tuberculoses généralisées du nourrisson ou celles qui y tendent qui pouvaient être décelées cliniquement par les méthodes relativement grossières d'auscultation et de percussion dont nous disposions alors. Or, tous ces cas sont incurables et rapidement mortels, tout le monde est d'accord sur ce point.

Mais depuis quelques années nous pouvons, grâce au tuberculino-diagnostic et aux rayons X, reconnaître des tuberculoses à leur début, à un stade où elles sont encore locales et limitées exclusivement aux ganglions. Or ce stade de tuberculose fermée ne serait-il pas spontanément curable, au moins dans quelques cas favorables, et ne pourrions-nous pas y contribuer en provoquant chez le bébé les réactions locales et générales de défense qui lui font si absolument défaut ?

Ce doute et cet espoir nous obligent donc à diviser les statistiques sur lesquelles se base l'étude du pronostic de la tuberculose en deux groupes : celles qui ont été faites avant le tuberculino-diagnostic et celles qui ont été faites depuis cette époque, et à ne tenir compte, pour fixer le taux de la mortalité du nourrisson par tuberculose, que de ces dernières.

Opinions anciennes. — Tous les auteurs qui se sont pronon-

-cés sur le pronostic de la tuberculose du nourrisson avant 1905 affirment, avec Ibrahim, « que le nombre des nourrissons tuberculeux et le nombre des morts est identique », et, avec Heubner en 1906, que le pronostic de la tuberculose est toujours mauvais.

Nous entendons encore la même note pessimiste dans les débuts du tuberculino-diagnostic. C'est ainsi que Pirquet lui-même taxe, en 1907, la mortalité de la tuberculose du nourrisson à 95 p. 100 ; qu'Ellenbeck affirme en 1908 que toute réaction de Pirquet positive équivaut chez le nourrisson à un arrêt de mort, et qu'Aronade, en 1909, dans un rapport sur la tuberculose du nourrisson, en arrive à la conclusion que le pronostic de cette tuberculose est extrêmement sérieux et que, si nous en exceptons la tuberculose chirurgicale (peau, os, jointures), il est tout à fait mauvais.

En 1910, Czerny, résumant dans une leçon son expérience clinique, en arrive à la même conclusion : tuberculose de la peau, des os et des jointures : pronostic excellent chez le nourrisson ; tuberculose interne : pronostic fatal.

Il en est encore de même en 1911, où nous voyons Preisick affirmer que la tuberculose du nourrisson se généralise rapidement et conduit sûrement à la mort et Radzicjewski déclarer que la réaction positive à la tuberculine signifie un pronostic fatal.

L'opinion des pédiatres français est trop connue pour qu'il soit nécessaire d'insister, mais tous ceux qui se sont occupés spécialement de tuberculose du nourrisson (Marfan, Hutinel, Cruchet, Aviragnet, Mme Mantoux, etc.) sont unanimes pour insister sur la gravité extrême de son pronostic et sur la tendance du bacille de Koch à l'envahissement de l'organisme tout entier.

Cependant, déjà en 1909, on put entendre une opinion plus optimiste à la Société allemande de pédiatrie à Salzburg où Schick affirme pour la première fois « que le pessimisme avec lequel on considère la tuberculose du nourrisson n'est pas justifié », car, sur les 36 nourrissons tuberculeux qu'il avait eus en observation, il en restait, après un an, 7 en vie, et 3 d'entre eux avaient même dépassé leur deuxième année.

En 1911, Schlossmann modifie à son tour l'opinion qu'il avait formulée en 1906 : que tous les nourrissons tuberculeux étaient d'avance condamnés à mort, en disant : *le pronostic de cette tuberculose est mauvais, mais il n'est pas fatal, comme on le croyait autrefois.*

Cette formule se rapproche, à mon avis, beaucoup de la vérité, comme le démontrent les statistiques de ces dernières années.

Statistiques modernes. — Depuis 1912, en effet, nous pouvons établir notre jugement sur cette importante question, non plus d'après les impressions personnelles des cliniciens, mais en nous

basant sur des statistiques sérieuses, quoique encore bien peu
nombreuses, prises tantôt dans des consultations de nourrissons,
tantôt dans les cliniques infantiles où tous les bébés sont soumis,
lors de leur première visite, à l'examen à la tuberculine.

	NOURRISSONS tuberculeux.	VIVANTS 1re année.	VIVANTS 2e année.	VIVANTS 3e année.	MORTALITÉ p. 100.
Pollak (de Vienne)....	92	22	19	3	67,2
Hahn (de Magdebourg).	46	19	2	8	77,3
Frankenau (de Cologne)............	66	8	8	»	87

Je n'ai trouvé, malgré mes recherches, aucune statistique française étudiant le pronostic de la tuberculose du nourrisson, car
l'excellent travail de Mme Mantoux ne nous offre aucune donnée
positive sur ce problème, les enfants survivants n'ayant pas été
suivis *après leur sortie de l'hôpital*, ce qui est indispensable pour
les statistiques.

En présence de ces chiffres de mortalité si différents, nous devons
faire remarquer que Pollak n'a pas seulement fait figurer dans sa
statistique les nourrissons, mais, comme Mme Mantoux et en majorité (72 sur 92), les petits enfants de un à deux ans chez lesquels la
tuberculose est beaucoup moins sérieuse ; ensuite que son matériel
provient d'une consultation de nourrissons, alors que Hahn et Frankenau ne disposaient que d'un matériel de clinique où les enfants
ne sont amenés que lorsqu'ils présentent déjà des signes certains
de maladie. Tout ceci explique le chiffre relativement bas de
Pollak. La statistique de notre clinique est presque identique à
celle de Frankenau, car nous avons eu 85 p. 100 de mortalité ; aussi
pouvons-nous considérer ce chiffre comme se rapprochant de
celui de la *mortalité du nourrisson par tuberculose.*

Nous pouvons conclure de tous ces faits que *le pronostic de la
tuberculose du nourrisson est extrêmement grave, mais qu'il
n'est pas absolument fatal, puisque 15 p. 100 arrivent à leur
deuxième année.*

Que deviennent-ils plus tard ? Sont-ils sauvés ? Sont-ils guéris
ou n'ont-ils que retardé la redoutable échéance ? Combien y en
a-t il, parmi ces 15 rescapés, qui arrivent jusqu'à l'adolescence
ou même jusqu'à l'âge adulte ? Question intéressante s'il en fût,
mais à laquelle il est impossible de répondre actuellement. Il sera
nécessaire désormais, pour le savoir, de suivre de près les nourrissons tuberculeux qui survivent à l'hécatombe de la première année.

II. — *Pronostic de la tuberculose du nourrisson.*

Quelles sont les données qui nous permettront de baser notre pronostic ?

1° **L'âge du bébé au moment de l'infection.** — Comme le fait remarquer Hahn, la statistique confirme ici les expériences cliniques qui ont depuis longtemps démontré que plus un nourrisson est infecté jeune, moins il est capable de se défendre et plus la tuberculose a chez lui de tendance à se généraliser.

	DIAGNOSTIQUÉS DANS LE PREMIER SEMESTRE DE LA VIE.						DIAGNOSTIQUÉS DANS LE DEUXIÈME SEMESTRE.					
	Cas.	Morts 1re année.	Vivants 2e année.	Vivants 3e année.	Inconnu.	Mortalité p. 100	Cas.	Morts 1re année.	Vivants 2e année.	Vivants 3e année.	Inconnu.	Mortalité p. 100.
Hahn.........	20	15	1	2	2	83	26	19	1	6	»	73,5
Frankenau....	23	21	2	»	»	88	37	26	7	4	»	61,0
Mme Mantoux.	»	»	»	»	»	75	»	»	»	»	»	54,0

L'âge de l'infection est donc le premier élément à consulter, mais il faut se rendre compte que l'âge du diagnostic et l'âge de l'infection ne sont pas entièrement synonymes et que *c'est l'âge de l'infection qui importe.*

2° **La virulence de l'infection.** — C'est là sans doute un facteur de grande importance sur lequel Pollak insiste avec raison, mais qu'il est difficile d'apprécier. L'expérience clinique semble bien démontrer que lorsqu'il s'agit de bacille humain, où l'on peut fréquemment examiner la mère en même temps que le bébé, il est de règle que les enfants de mères gravement atteintes meurent plus rapidement que les autres, ce qui peut s'expliquer par la virulence plus grande des bacilles inhalés, mais surtout par la *plus grande proportion des réinfections,* car elles se produisent dans ces cas avec une déplorable facilité.

Il y aurait aussi grand intérêt à savoir si les bébés infectés par le *bacille bovin* ne sont pas moins prédisposés à la généralisation que ceux qui sont infectés par le bacille humain, la statistique de la Commission anglaise et celle de l'Office impérial ayant démontré que le bacille bovin est moins virulent et qu'il se généralise moins que le bacille humain. Mais pour pouvoir utiliser cette donnée comme élément de pronostic, il faudrait que le clinicien puisse faire facilement le diagnostic différentiel entre ces deux formes d'infection. Or tel n'est pas le cas, puisque, malheureusement, soit Raz, soit Schutz déclarent que les Mantoux pratiqués avec la tuberculine bovine et la tuberculine humaine ne peuvent pas se différencier cliniquement. Ce moyen de diagnostic, le seul pratique à l'heure actuelle, ne saurait donc être utilisé.

Nous estimons en conséquence que la connaissance de l'origine de l'infection n'est dans la pratique que d'une utilité restreinte pour déterminer le pronostic de la tuberculose du nourrisson.

3° **La fréquence des réinfections.** — L'importance des réinfections massives telles qu'elles se produisent dans le voisinage d'une tuberculose ouverte, et qu'il faut bien distinguer, au point de vue de leurs conséquences, de l'*auto-réinfection* des miliaires chroniques, paraît indéniable ; aussi cette importance même nous amène-t-elle à examiner de plus près cette question. La plupart des pédiatres admettent en effet que l'infection causée par la mère est plus dangereuse pour l'enfant que celle produite par les autres membres de la famille et que ce danger est dû aux infections.

Il est certain que les contacts multiples et répétés de la maman et du bébé favorisent considérablement les chances de l'infection. Que l'infection par la mère soit *plus fréquente*, personne n'en doute, mais que cette infection soit *plus grave*, il faudrait encore le démontrer. En tout cas, si nous ne considérions que les chiffres, la statistique de Hahn ne serait pas favorable à cette manière de voir, car elle paraît prouver, au contraire, que les enfants infectés par leur mère résistent mieux que les autres. En effet, sur 13 bébés tuberculeux restés vivants dans sa statistique, la cause de l'infection se trouvait chez :

Mère.	Père.	Les deux.	Grand'mère.	Tousseur.
7	3	1	1	1

Mais si nous en considérons l'esprit, nous voyons que si l'enfant d'une mère gravement atteinte de tuberculose succombe moins fréquemment, c'est que, dans la majorité des cas, la mère est incapable de soigner son enfant et qu'elle le confie à un asile où il est préservé des réinfections.

Les réinfections en effet aggravent considérablement le pronostic de la maladie, comme nous le prouvent les considérations suivantes.

Nourriture du bébé. — Toutes les statistiques montrent et tous les pédiatres proclament que les enfants nourris au sein offrent plus de résistance aux maladies et surtout aux infections que les bébés nourris artificiellement.

Or pourquoi les statistiques portant sur la tuberculose du nourrisson démontrent-elles exactement le contraire ?

	Hahn.	Frankenau.		
		Allaitement		
	Sein.	mixte.	Biberon.
Sur 27 nourrissons tuberculeux restés vivants.	12	8	7
Sur 96　—　　　—　　morts.........	29	30	37

S'il était permis de tirer de cette statistique une conclusion, la seule possible serait que les enfants nourris artificiellement supportent mieux leur tuberculose que les enfants nourris au sein, mais, comme l'explique Hahn, *c'est parce que ceux-ci sont plus exposés aux réinfections de leur maman tuberculeuse.*

Illégitimité. — La mortalité des enfants illégitimes est dans tous les pays beaucoup plus grande que celle des légitimes. Or. Hahn démontre que, c'est encore le contraire que l'on observe dans la tuberculose :

Sur 46 nourrissons tuberculeux légitimes, il en meurt.....	42
Sur 20　　—　　　　—　　illégitimes, il en meurt....	10

et il l'explique par la même cause, c'est parce que l'enfant illégitime n'est pas soigné par ses parents tuberculeux comme le légitime et qu'il est ainsi beaucoup plus à l'abri des réinfections.

Là encore nous ne pouvons tirer de ces faits, intéressants à coup sûr, qu'une conclusion : c'est qu'il est désirable d'éviter au nourrisson les réinfections multiples ; aussi une mère tuberculeuse ne doit-elle pas nourrir son bébé.

La possibilité de réinfections multiples doit donc être envisagée comme un élément de mauvais pronostic.

4° **Allure clinique de la maladie.** — Le quatrième élément du pronostic, le plus important, est l'allure clinique de la maladie du bébé. Nous ne reviendrons pas sur la tuberculose latente dont nous avons déjà longuement parlé.

Si la tuberculose, au moment où l'on peut poser le diagnostic, est encore localisée dans les ganglions, on peut porter un pronostic moins sérieux, surtout depuis que nous avons dans la tuberculinothérapie une ressource pour stimuler les moyens de défense générale et locale du nourrisson.

Si la tuberculose a déjà rompu la barrière ganglionnaire et si les signes de l'infiltration médiastinale et hilaire (toux bitonale, stertor expiratoire, stertor inspiratoire) sont manifestes, le cas doit être regardé comme beaucoup plus sérieux, quoique nous ayons vu ces symptômes rétrocéder et les bébés guérir, au moins en apparence, sous l'influence de la tuberculinothérapie.

Si, par contre, les signes de généralisation sont manifestes et que la clinique et les rayons confirment le diagnostic de miliaire aiguë ou de pneumonie caséeuse aiguë, le cas sera considéré comme désespéré et la survie comme très courte.

Si enfin la généralisation est lymphogène et que le tabes hilaire ou mésaraïque soient nettement reconnaissables, le pronostic sera tout aussi mauvais, mais la survie beaucoup plus longue, puisque nous avons suivi des cas pendant deux ans avant de les voir succomber dans un état de cachexie profonde.

Seule la miliaire chronique, avec ses manifestations chirurgicales : cutanées ou ostéo-articulaires, offre un bon, quelquefois même un excellent pronostic. Il en est de même dans la tuberculose ganglionnaire sous-maxillaire ou cervicale, et il est plus que probable que, dans ces formes, l'immunité acquise du bébé *se produit par une autotuberculinothérapie spontanée*, causée par la pénétration lente, continuelle et progressive de tuberculine dans la circulation générale.

5º **La réaction à la tuberculine**. — C'est le cinquième élément de pronostic.

INTENSITÉ DE LA RÉACTION. — L'intensité de cette réaction peut-elle nous servir à établir un pronostic ? En théorie, cela paraît admissible, au moins avec le Mantoux qui fait pénétrer dans le derme la dose exacte d'un dixième de milligramme de vieille tuberculine. Il semble en théorie que l'intensité de la réaction, que nous mesurons en millimètres, ne dépende que de la quantité d'anticorps que produit le malade. S'il a une grande lésion, produisant beaucoup de tuberculine, on trouvera une forte réaction ; on n'en trouvera qu'une petite si la lésion est limitée et peu considérable. Il y a certainement une part de vérité dans cette conception que mon élève le Dr Jeanneret admet sans conteste et dans toute son extension. Mais je crois, pour ma part, qu'il serait plus que dangereux de généraliser, car ce ne serait considérer qu'un seul côté de la question.

L'intensité de la réaction est, en effet, encore FONCTION DE DEUX AUTRES FACTEURS qui dépendent de la faculté plus ou moins grande de l'organisme à former des anticorps et de la faculté plus ou moins grande de la peau à réagir à leur action.

1º Or, nous le savons, d'une part les cachectiques, les tuberculeux en poussée miliaire ou en proie à certaines infections (rougeole, fièvre typhoïde, coqueluche, grippe, pneumonie) ne sont plus capables de former des anticorps ; d'autre part le nouveau-né n'est nullement adapté à cette fonction qui, chez lui, ne se développe qu'avec le temps. Il n'est donc pas possible, dans ces cas, de tirer de la dimension du Mantoux des indications pronostiques.

Sa disparition cependant chez un bébé qui la présentait nettement doit être considérée comme d'un pronostic fatal, les maladies infectieuses empêchantes exceptées.

2º La peau présente des intensités réactives très différentes.

suivant la constitution du bébé, et nous savons que dans la *diathèse exsudative* avec éosinophilie nous avons des réactions qui ne correspondent en rien à la dose de tuberculine injectée. Là encore la réaction ne dépendra pas de l'intensité de la lésion.

Nous ne pouvons donc pas juger, d'après une seule réaction, du pronostic de la lésion.

Mantoux en série. — Par contre, si l'on utilise la méthode que j'ai proposée *des Mantoux en série faite chez le même enfant*, on peut parfaitement s'en servir pour établir un pronostic.

Si l'on voit, en effet, les Mantoux pratiqués tous les quinze jours chez le même enfant avec la même dose de tuberculine augmenter chaque fois de dimensions, on peut en inférer que la dose uniforme de tuberculine injectée s'ajoute à la dose croissante de tuberculine sécrétée et que la lésion s'aggrave ; c'est ce que nous appelons à la clinique la *Mantoux-anaphylaxie, qui est d'un mauvais pronostic.*

Si l'on voit, par contre, le Mantoux pratiqué tous les quinze jours chez le même enfant diminuer chaque fois de dimensions, ce qui peut aller jusqu'à sa disparition complète, on peut en inférer, suivant la théorie, ou bien que la quantité de tuberculine sécrétée par la lésion diminue, ou bien que la faculté de sécréter les anticorps qui digèrent la tuberculine augmente. C'est ce que nous appelons la *Mantoux-immunité, qui est d'un excellent pronostic.*

C'est donc, en résumé, en se basant *d'une part sur l'âge du bébé, sur la virulence de l'infection et la fréquence des réinfections, d'autre part en considérant l'extension et l'allure clinique de la lésion et les résultats donnés par les Mantoux sériés,* que l'on établira sur des données sûres le pronostic de la tuberculose du nourrisson. Mais il convient de se souvenir que ce pronostic est toujours très sérieux et que les nécropsies démontrent presque sans exception chez le nourrisson des lésions plus étendues et plus profondes que celles que l'examen clinique faisait présager.

Le pronostic de la tuberculose généralisée.

Il nous reste enfin une dernière question à examiner : quelle est la durée moyenne d'une tuberculose chez un nourrisson ? Combien de temps faut-il à cette maladie pour se généraliser, pour envahir l'organisme et pour causer la mort ? On peut répondre à cette question de la manière suivante :

Tant que la tuberculose reste localisée aux ganglions lymphatiques ou tant que le traitement peut rendre cette barrière plus solide, la maladie ne progresse qu'avec une lenteur extrême, elle dure des mois et peut encore se guérir.

Par contre, dès que la barrière est rompue, la marche s'accélère considérablement.

Formes rapides. — Si l'infection a gagné les bronches et le poumon ou les vaisseaux, et par eux le sang, la maladie évolue en quelques semaines en cas de miliaire, en peu de mois en cas de pneumonie caséeuse. Voilà pourquoi certains auteurs, comme Sehlbach, fixent la durée de la tuberculose généralisée du nourrisson à trois mois, d'autres, comme Morgenroth, à six mois.

Frankenau a pu établir la statistique suivante :

17 cas vécurent moins de			8 jours après le diagnostic.
13	—	—	1 mois	—
8	—	—	2 —	—
5	—	—	3 —	—
4	—	—	4 —	—
1	—	—	6 —	—
3	—	—	7 —	—
1	—	—	12 —	—
1	—	—	18 —	—

On voit par cette statistique combien il est difficile d'établir une durée moyenne de la forme généralisée, chaque cas devant être individualisé, et cela d'autant plus que le jour du diagnostic dépend du hasard et n'a rien à faire avec le jour de la généralisation ; aussi les mots de durée, d'évolution n'ont-ils plus ici de signification.

Formes lentes. — Si l'infection, en se généralisant, se propage par voie lymphatique dans le poumon en formant le tabes hilaire qui diminue la surface respiratoire ou en formant le tabes mésaraïque qui diminue la surface d'absorption de l'intestin (*stéatorrhée*), la mort ne survient que lentement par cachexie progressive, et nous en avons suivi pendant deux et même trois ans avant de voir ces squelettes vivants trouver enfin leur repos.

Formes chirurgicales. — Si l'infection se fait par essaimage lent, comme dans les formes chirurgicales, où les anticorps augmentent progressivement avec le nombre des lésions, ces formes guérissent le plus souvent, l'auto-tuberculinisation amenant à la longue une immunité complète dont nous avons vu de nombreux exemples.

Tuberculose latente. — Si enfin l'auto-tuberculinisation s'est faite avant la naissance ou par l'allaitement, mais *avant l'infection*, il semble démontré que les bacilles ne peuvent plus produire de lésions caractérisées et qu'ils peuvent vivre pendant des années dans l'organisme en symbiose, sans produire d'accidents, tant que cet équilibre instable n'est pas rompu.

TRAITEMENT DE LA TUBERCULOSE
DU NOURRISSON

L'étude de l'étiologie de la tuberculose du nourrisson nous a démontré toute l'importance de l'infection familiale ; l'étude de l'évolution de cette infection dans l'organisme du bébé nous a fait voir la fréquence de la généralisation de la tuberculose qui devient rapidement mortelle.

Il en résulte donc, au point de vue du traitement, deux indications principales, l'une prophylactique, l'autre thérapeutique :

1° Éviter l'infection du nourrisson ;

2° Empêcher la généralisation de l'infection.

I. — Prophylaxie.

Éviter l'infection tuberculeuse du nourrisson.

Il faut à tout prix empêcher l'infection du nourrisson pendant les dix-huit premiers mois de sa vie.

Dans la première année et plus encore dans le premier semestre de la vie, l'infection tuberculeuse est, dans la grande majorité des cas, une condamnation à mort dans le délai de six à huit mois environ. Après le dix-huitième mois, par contre, l'infection tuberculeuse du jeune enfant ne produit plus qu'une maladie ganglionnaire, locale et fermée, contre laquelle l'enfant est le plus souvent admirablement armé, si bien qu'il faut une maladie accidentelle ou une hygiène déplorable pour qu'il se produise une généralisation et la mort.

Pour empêcher l'infection tuberculeuse du nourrisson, il faut remplir deux indications principales :

1° *Empêcher l'infection du nourrisson par le bacille bovin ;*

2° *Empêcher l'infection du nourrisson par le bacille humain.*

1° EMPÊCHER L'INFECTION PAR LE BACILLE BOVIN.

Le principe est facile à énoncer, mais il est moins facile à suivre :

La mère ne donnera au bébé que du lait provenant de vaches saines, injectées à la tuberculine et reconnues exemptes de tuberculose.

Ce postulat est simple, mais difficile à remplir.

Sans doute, on trouve dans la plupart des grandes villes des laiteries modèles livrant un lait hygiénique répondant à toutes ces exigences. Mais c'est un lait cher qui coûte chez nous cinquante centimes le litre, dans d'autres villes plus encore (à Paris il coûte un franc le litre) ; c'est donc un lait qui est loin d'être à la portée de toutes les bourses.

C'est pour cette raison que, dans la plupart des villes, se sont fondées des *Gouttes de lait*, municipales ou entretenues par la charité publique, qui ont précisément pour but de fournir aux indigents au prix du lait ordinaire ce lait hygiénique et cher tout préparé : coupé, sucré et stérilisé.

Si la mère ne peut se procurer ce lait hygiénique ou si elle se trouve trop loin d'une *Goutte de lait*, elle devra considérer tout lait comme suspect.

Elle ne donnera donc le lait que cuit, stérilisé ou pasteurisé.

2° EMPÊCHER L'INFECTION PAR LE BACILLE HUMAIN.

Les précautions que nous venons d'énumérer sont sans doute excellentes, mais elles n'empêcheront qu'un petit nombre de tuberculoses : celles d'origine bovine. Or, nous le savons, le danger, le grand danger, pour le nourrisson, est l'infection par le bacille humain.

Les mesures à prendre contre le bacille humain sont infiniment plus nombreuses, elles sont plus difficiles à observer et plus pénibles à exécuter, et cela pour plusieurs raisons que voici :

D'abord, ces mesures ne sont utiles que si elles sont strictement, exactement, je dirai même *pédantement* exécutées ; une seule exception, un seul oubli et tout l'édifice aseptique s'écroule : l'enfant est infecté.

Ensuite l'exécution stricte et pédante de toutes ces mesures dans une maison de phtisique demande *beaucoup de temps*, car il faut avoir le temps de la réflexion ; *beaucoup d'argent*, car il faut beaucoup de solutions antiseptiques qui sont coûteuses ; *beaucoup de place*, car il faut pouvoir isoler l'enfant dans une chambre propre, bien aérée et bien ensoleillée. Or, ces trois conditions ne se trouvent ni dans la mansarde de l'ouvrier, ni dans le petit appartement de la bourgeoisie qui travaille.

Enfin, ces mesures ont un caractère de dureté, je dirai presque de cruauté, ce sont de tels crève-cœur pour les parents, qu'elles ne leur sont pas sympathiques, ce qui contribue mal à leur réalisation.

Nous grouperons ces indications sous le titre de prophylaxie familiale de la tuberculose du nourrisson.

A. — Prophylaxie familiale.

Les mesures prophylactiques à prendre dans une maison de phtisique sont contenues dans les indications suivantes :

a) Éviter le contact du bébé avec l'homme projecteur de bacilles.

b) Éviter le contact du bébé avec les objets vecteurs de bacilles.

a) Éviter le contact du bébé avec le projecteur de bacilles.

EMPÊCHER UNE MÈRE TUBERCULEUSE DE NOURRIR.

La mère phtisique est, nous l'avons vu, la cause principale de l'infection du bébé. Je n'ignore pas que certains auteurs, les accoucheurs en particulier, autorisent l'allaitement maternel lorsque la mère ne présente qu'une lésion peu étendue, parce que, disent-ils, la mère supporte sans dommage l'allaitement de son enfant. La mère, oui, — mais l'enfant! C'est une autre question.

D'abord, les nourrices tuberculeuses sont de mauvaises nourrices, quel que soit le degré de leur infection, car, si leur lait ne contient que très exceptionnellement des bacilles de Koch, il contient des toxines.

Aussi, le bébé déjà mal nourri et intoxiqué est-il non seulement exposé à l'infection tuberculeuse, mais à des réinfections multipliées qui lui deviendront fatales ; aussi devons-nous maintenir pour la mère tuberculeuse l'*interdiction de nourrir*.

Il faut qu'un médecin d'enfants soit bien convaincu de ce danger, lui qui prône l'allaitement maternel comme une panacée contre la mortalité infantile, pour imposer ce dur renoncement à une mère qui désire ardemment nourrir son bébé.

N'AUTORISER QU'UN CONTACT ASEPTIQUE AVEC LES PARENTS
TUBERCULEUX.

Il faut que les phtisiques s'engagent à ne jamais embrasser, ni caresser leur bébé, à ne jamais le tenir sur leurs genoux ; à limiter leur contact au strict nécessaire et à ne jamais toucher l'enfant sans avoir préalablement désinfecté leurs mains au savon et dans une solution de lysoforme.

Il faut qu'ils s'astreignent à se désinfecter plusieurs fois par jour la bouche avec une solution antiseptique ; qu'ils placent, dès qu'ils parlent, chantent, toussent ou éternuent, leur mouchoir devant la bouche pour arrêter les gouttelettes projetées, et cela chaque fois qu'ils se trouvent dans la chambre de l'enfant, que celui-ci y soit ou n'y soit pas.

Il faut qu'ils ne crachent jamais à terre et jamais dans leur mouchoir, mais qu'ils expectorent toujours dans un crachoir contenant un liquide antiseptique.

b) Éviter le contact avec les objets vecteurs de bacilles.

Il faut que tous les objets : objets de toilette, services de table, soient régulièrement ébouillantés après usage. Il faut que le linge et les vêtements sales soient chaque jour jetés dans l'eau bouillante et désinfectés en les repassant avec un fer très chaud.

Les poussières de la chambre ne seront jamais balayées, mais essuyées avec un linge légèrement imbibé de térébenthine ; les murs et les planchers seront souvent lavés avec une solution antiseptique.

Il faut que le bébé ne puisse ramper ou jouer dans la chambre que sur une couverture soigneusement lavée et repassée et que ses ébats soient limités à cette couverture par un *manège d'enfant*. En plein air, il ne jouera que sur cette couverture et uniquement avec du sable et des petites pierres soigneusement ébouillantées et séchées au soleil.

Tous les jouets : le suçon, si on l'autorise, les bouts de gomme et les biberons ne seront donnés au bébé que préalablement ébouillantés et *ébouillantés chaque fois* qu'on les lui donne.

Enfin le linge du bébé et ses vêtements ne seront utilisés qu'après avoir été désinfectés à nouveau avec un fer très chaud.

Sans doute, avec les précautions minutieuses d'une prophylaxie familiale pédantement suivie, on peut théoriquement élever un nourrisson sans danger, même dans le voisinage immédiat de parents phtisiques.

Mais leur énumération même nous montre combien ces mesures de prophylaxie sont inapplicables chez les pauvres ou dans la bourgeoisie qui a besoin de travailler.

Concluons donc honnêtement que *la prophylaxie familiale est inapplicable dans la pratique*; et que *dans la grande majorité des cas elle est absolument inefficace.*

Il faut donc avoir recours à la prophylaxie sociale.

B. — Prophylaxie sociale.

Il n'existe donc pour isoler le bébé de ses parents, projecteurs de bacilles, et des objets plus ou moins vecteurs de bacilles qui l'entourent, qu'une seule mesure vraiment efficace : c'est de séparer *de suite l'enfant sain*, à l'heure même de sa naissance, du membre de la famille tuberculeux.

Le plus simple, évidemment, est d'éloigner du logis le sujet tuberculeux lui-même. C'est quelquefois facile, lorsqu'il s'agit d'une personne au service de la famille (domestique, nourrice, gouvernante).

Mais si ce sont des proches : des vieux tousseurs, grand-père ou grand'mère qui ne se doutent pas qu'ils sont tuberculeux, si c'est le père ou la mère eux-mêmes qui sont atteints, *c'est alors l'enfant qu'il faut arracher de suite au milieu contaminé.*

Mais où placer ce bébé? Si nous étions en France, nous aurions pour cela la belle œuvre de Grancher et de nombreuses pouponnières dues à la charité publique. Si nous étions en Allemagne ou même à Zurich ou Bâle, la chose serait facile, car nous y trouvons des *asiles de nourrissons* officiels.

La plupart des villes allemandes ont en effet fondé dans ce but des *Asiles de nourrissons* (Säuglingsheime). Ces asiles, vraies pouponnières, sont placés sous la direction d'un médecin d'enfants, où les nourrissons encore sains sont élevés et nourris d'après toutes les règles de l'hygiène infantile, depuis le jour de leur naissance jusqu'à la fin de leur douzième ou de leur dix-huitième mois.

Les parents peuvent venir voir leur bébé, mais non pas le toucher. A cet effet, une des parois de la chambre des bébés, celle qui donne sur le parloir, est entièrement vitrée. Les parents peuvent donc voir le bébé et surveiller ses progrès sans danger d'infection pour lui.

Voilà le vrai, voilà, à mon sens, *le seul moyen de faire de la prophylaxie sociale de la tuberculose infantile*, et c'est par là, c'est par la *création d'un asile de nourrissons* que l'on devra commencer dans tous les pays la lutte contre la tuberculose du nourrisson.

Mais, m'objectera-t-on, trouverons-nous des parents, dans notre pays, qui consentiront à nous donner leurs bébés pendant dix-huit mois sans avoir le droit de les toucher? C'est impossible !

Impossible? Peut-être pour ceux qui n'ont perdu qu'un enfant, mais ceux qui en ont perdu deux, trois, quatre de suite, comme j'en connais, ne seront-ils pas heureux de nous confier leur enfant, pourvu qu'on leur assure que leur bébé leur sera rendu dix-huit mois après en parfaite santé.

C'est ici, du reste, que le *dispensaire antituberculeux*, qui suit de près les familles tuberculeuses, pourra utilement intervenir pour obtenir des parents ce grand et douloureux sacrifice.

Non, ce n'est pas d'avoir trop peu de bébés dans l'Asile de nourrissons que j'ai peur, c'est d'y avoir trop peu de places.

La seconde objection que l'on oppose à cette création est la question pécuniaire.

Sans doute les frais d'établissement d'un Asile de nourrissons sont élevés, mais il faut réfléchir que l'entretien d'un bébé coûte cinq fois moins que celui d'un adulte; aussi est-ce une économie que de construire un asile de nourrissons destiné à conserver des enfants sains plutôt que des hôpitaux pour les soigner lorsqu'ils seront devenus des phtisiques adultes? Les frais d'établissement se justifient donc et c'est pour cela que toutes les villes d'Allemagne ont leur asile de nourrissons.

Les frais d'entretien sont par contre minimes. D'abord parce que tous les bébés ne sont pas reçus gratuitement. Ensuite parce que l'Asile de nourrissons est en même temps une école où les jeunes filles, avant de se marier, vont faire leur éducation de jeune maman et où, en six mois, elles voient tout ce qu'elles doivent si péniblement apprendre après leur mariage aux dépens de leur premier et de leur deuxième enfant.

Connaissant alors les bébés et les soins à leur donner, ces mamans sauront surveiller les bonnes et, si c'est nécessaire, intervenir à temps.

Or, ces jeunes filles payent leur pension.

Enfin l'Asile est une école pour les jeunes bonnes d'enfants qui en sortent après un an d'études avec un diplôme et surtout avec un certificat déclarant que leur état de santé est irréprochable, ce qui leur permet de trouver facilement des places rémunératrices. L'Asile est ainsi non seulement utile pour les jeunes filles en quête d'un avenir, mais encore pour les mamans de la ville qui ne savent où trouver la bonne d'enfants instruite et en pleine santé dont elles ont besoin.

Or ces jeunes bonnes d'enfants paient aussi leur pension.

Les frais d'entretien sont donc peu considérables et tout cela justifie l'impérieuse nécessité de construire avant toutes choses de nombreux Asiles de nourrissons.

II. — *Traitement.*

Empêcher la généralisation de la tuberculose
du nourrisson.

Nous avons pu nous convaincre, au cours de notre étude, que la tuberculose localisée du nourrisson est encore curable alors que la tuberculose généralisée est incurable.

Notre seul espoir de guérison d'une tuberculose du nourrisson est donc contenu dans les trois propositions suivantes :

1° *Rendre l'organisme de l'enfant aussi résistant que possible* ;

2° *Stimuler les défenses générales de l'organisme contre le bacille et ses toxines* ;

3° *Provoquer les défenses locales dans les organes déjà infectés.*

Or ces trois indications ne peuvent être efficaces qu'autant *qu'elles ont été commencées aussitôt que possible après l'infection.*

De là la nécessité d'un diagnostic aussi précoce que possible de la tuberculose du nourrisson. Condition qui nous paraît résolue à l'heure actuelle grâce à nos méthodes modernes, mais à la condition seulement que l'on se décide à traiter de suite les *tuberculoses suspectes*, lors même qu'elles ne répondent pas encore au tuberculino-diagnostic. Notre expérience actuelle nous permet de prévoir que de cette manière nous sauverons un grand nombre de nourrissons.

Augmenter la force de résistance du nourrisson
infecté.

Mettre l'organisme du nourrisson tuberculeux dans un état de force et de résistance aussi complètes que possible, tel est le but à atteindre.

Pour y arriver, nous nous trouvons en présence d'une double indication :

a) Éviter tout ce qui peut nuire au développement normal du bébé ;

b) Rechercher les procédés qui peuvent stimuler sa force de résistance.

Éviter tout ce qui peut nuire au nourrisson.

Nous ne nous arrêterons pas à ce postulat qui relève de l'hygiène générale du nourrisson et qui peut se résumer en une phrase :

Élever le nourrisson d'après toutes les règles et toutes les prescriptions de l'hygiène infantile.

Stimuler la force de résistance du nourrisson.

On se sert pour cela de :
A. La climatothérapie ;
B. La diétothérapie.

A. — LA CLIMATOTHÉRAPIE.

L'eau, l'air et le soleil sont les trois éléments employés par la climatothérapie ; voyons en quelle mesure nous pouvons les utiliser pour fortifier le nourrisson.

L'hydrothérapie.

Les fanatiques prônent l'eau froide comme le meilleur moyen de fortifier l'organisme du nourrisson. D'autres redoutent l'aguerrissement à l'eau froide pour tous les bébés et pour le nourrisson tuberculeux en particulier. En présence de ces opinions divergentes il est nécessaire d'examiner la chose de plus près.

L'état de santé de l'organisme nécessite un équilibre osmotique et thermique de toutes les cellules ; or cet équilibre est garanti au fœtus tant qu'il se trouve dans le sein de sa mère. Mais il n'en est plus de même après sa naissance. Il faut en effet que l'organisme du nourrisson fasse immédiatement après la naissance un effort énorme pour récupérer son équilibre calorifique qui se trouve subitement rompu grâce aux cellules cutanées qui sont tout à coup plongées dans un milieu sensiblement plus froid. Cet effort est d'autant plus nécessaire que la peau, qui a pour fonction principale de régulariser la température des cellules internes, se trouve placée chez l'enfant dans des conditions singulièrement plus difficiles que chez l'adulte, la surface cutanée du bébé étant, par rapport au volume de son corps, beaucoup plus considérable. Or, comme c'est cette proportion de la surface au volume qui règle le besoin calorifique, on voit que l'enfant perd par sa peau proportionnellement plus de chaleur que l'adulte.

Sans doute, grâce à l'énergie des combustions intimes qui sont chez l'enfant plus considérables, il se produit presque automatiquement une *régularisation chimique* de la chaleur animale qui compense en partie cette perte de calorique, mais cette régularisation chimique doit être soutenue ou corrigée par la *régularisation physique* qui est dévolue à la peau et qui est, heureusement, particulièrement active et efficace à cet âge ; en effet, grâce à la surface plus considérable de sa peau, l'enfant peut, par une énergique *vaso-constriction*, obtenir une diminution plus importante de la perte de chaleur que l'adulte, comme il peut aussi, par la vaso-dilatation, par sa respiration et sa transpiration, défendre mieux l'organisme contre un coup de chaleur.

Tout cela nous prouve combien il est important pour la santé du nourrisson qu'il ait une peau qui travaille bien et qui réagisse avec souplesse vis-à-vis des causes de refroidissement.

Ceci bien posé, examinons maintenant quelle influence exercera sur l'équilibre calorifique déjà instable du nourrisson l'excitation thermique provoquée par le bain d'eau froide ou par le bain d'air qui tous deux exagèrent la déperdition cutanée. Le refroidissement causé par l'eau et l'air froid déclenchent immédiatement dans l'organisme une réaction de défense proportionnelle à l'intensité de l'excitation. Cette défense se manifeste par une *réaction physique* de vaso-constriction qui resserre les vaisseaux de la peau, ensuite par une *réaction chimique* qui élève le taux des combustions intimes. A cette réaction de défense succède le plus souvent une réaction d'équilibre, les vaisseaux cutanés se dilatant de nouveau. Cette réaction de l'organisme au froid doit donc être considérée comme la réponse de l'organisme au trouble produit dans son fonctionnement normal, et son intensité nous montre l'*effort de compensation* dont il est capable; or, pour peu que l'on n'ait pas dépassé la mesure, cet effort doit toujours s'accompagner d'un sentiment agréable.

Le bain d'eau froide. — Le bain d'eau a donc pour but de développer et d'affiner par un entraînement méthodique ce moyen de défense si important que la peau oppose aux refroidissements et qui augmente singulièrement la force de résistance de l'organisme tout entier. Mais l'excitation thermique produite *par l'eau* qui enlève très rapidement une énorme quantité de calories ne saurait être considérée comme profitable chez le nourrisson que lorsqu'on veut refroidir un bébé fiévreux, mais elle produit chez le bébé normal une excitation beaucoup trop violente qui le laisse souvent dans un état d'excitation qui lui est très préjudiciable, et nous savons que plus l'enfant est jeune, plus il faut être prudent avec ce genre d'excitation.

Voilà pourquoi nous ne sommes nullement partisan d'endurcir systématiquement un bébé par des lavages, par des affusions ou même par des bains froids, car trop souvent la réaction ne se fait pas ou se fait mal, et le bébé devient nerveux.

L'aérothérapie.

Le bain d'air. — L'air, par contre, est un mauvais conducteur de la chaleur et du froid, qui n'enlève que lentement ses calories au nourrisson. Aussi l'excitation produite sur la peau par le bain d'air et la réaction qui en est là conséquence sont-elles beaucoup moins violentes. Le bain d'air peut donc être envisagé comme un excellent moyen d'exercer les fonctions de la peau, et de stimuler les défenses de l'organisme du nourrisson, et cela d'autant plus que l'enfant est fait pour vivre dans l'air et non pas dans l'eau et qu'il est plus utile de l'habituer au premier que de l'acclimater au second.

Méthode. — On commencera les bains d'air par une exposition courte, l'enfant étant encore à moitié habillé; puis peu à peu on l'exposera à l'air entièrement déshabillé. Ce bain se fera d'abord dans la chambre, fenêtres fermées, puis fenêtres ouvertes, enfin dehors par les jours chauds en combinant le bain d'air avec le bain de soleil.

Le plus souvent le nourrisson favorisera lui-même sa réaction en bougeant continuellement bras et jambes pour lutter contre l'impression du froid. Plus tard il le fait en rampant, ce qui constitue pour lui un excellent exercice.

La cure d'air. — Une seconde méthode d'aguerrissement par l'air peut être employée, au moins au début, par les mamans craintives : c'est la cure d'air que Schlossmann a proposée comme cure systématique pour tous les bébés faibles et délicats et qui donne des résultats surprenants.

A défaut d'un pavillon de jardin, on pourra se servir pour cela d'un balcon couvert transformé en box par deux parois vitrées latérales ou par un grand paravent entourant le berceau. C'est dans cette chambre en plein air que le bébé, habillé et légèrement couvert, passe la journée dans son lit, et dort la nuit, pendant toute la belle saison.

Ce n'est plus ici le bain d'air qui constitue l'agent thérapeutique, mais bien le séjour au grand air, dans une atmosphère pure, fraiche, exempte des poussières et des microbes inhérents à l'air des chambres.

Le climat de montagne. — La cure d'air à la montagne offre-t-elle, pour le nourrisson, des avantages sur la cure d'air à la plaine?

L'air de montagne est caractérisé par sa sécheresse et sa pureté, par sa température plus basse et surtout par la diminution de la pression de l'oxygène qui provoque la plupart des résultats physiologiques caractéristiques du climat de montagne.

L'organisme, obligé de s'adapter à l'insuffisance d'oxygène, réagit par une respiration plus profonde, par une action plus rapide du cœur, enfin par une excitation des glandes hématopoïétiques qui provoque une *hyperplasie* du sang caractérisée par une augmentation de l'hémoglobine et du nombre des globules rouges. Mais si cette réaction bienfaisante sur le cœur et la respiration se fait avec facilité chez le petit et le grand enfant, la régénération du sang se fait beaucoup moins bien chez le nourrisson pour lequel le *climat subalpin,* de 500 à 900 mètres, réussit certainement beaucoup mieux que la haute montagne de 1 500 à 2 000 mètres.

Je ne veux pas dire que la haute montagne soit absolument *contre-indiquée* pour le nourrisson ; l'expérience nous démontre que même le nouveau-né supporte la haute montagne sans inconvénient; mais j'affirme, par contre, que le résultat clinique obtenu chez le nourrisson faible et anémique par le climat de montagne est *de beaucoup supérieur avec le climat subalpin qu'avec le climat alpin*, ce qui tient certainement à l'insuffisance du pouvoir de réaction de son organisme.

LE CLIMAT MARITIME. — L'air du bord de la mer, lorsqu'on le prélève sur la plage même, est pur et frais, mais il est beaucoup plus humide et plus chaud que l'air de la montagne, c'est de l'air comprimé pour ceux qui demeurent dans notre pays de montagnes, car, au bord de la mer, il entre à chaque inspiration dans les alvéoles pulmonaires un poids d'air et une quantité d'oxygène plus considérables que dans les régions d'altitude plus élevée.

Ensuite l'air marin est caractérisé par une faible chloruration, 5 à 15 milligrammes par mètre cube d'air pris à la plage même (Duphil), par des traces d'iode et d'ozone. Enfin l'air de la plage est presque constamment agité, et l'action du vent et le refroidissement de la peau qui en résulte paraissent être le point d'action du climat marin sur l'organisme, comme l'ont en effet démontré Beneke et Frankenhauser : un vent de 4 mètres enlevant trois fois plus de chaleur à l'organisme que le même air à la même température lorsqu'il est calme.

Aussi sous l'influence de l'air marin voit-on la peau réagir à cette excitation: elle devient plus épaisse, plus turgescente, plus vascularisée; l'épiderme devient six à huit fois plus épais, les cellules du chorion se multiplient, les poils s'épaississent, la pigmentation augmente et la sensibilité cutanée au contact et au froid diminue; enfin la tonicité vaso-motrice augmente. Cette réaction cutanée s'accompagne d'une augmentation de l'appétit, d'une stimulation des forces, du besoin de mouvement et d'une augmentation de force musculaire et cardiaque.

L'action de l'air marin sur le sang, affirmée par les uns, est niée par d'autres auteurs.

Cette action éminemment favorable de l'air marin sur l'organisme du petit et du grand enfant est reconnue par tous, mais est-elle à rechercher pour le nourrisson, et le bain d'air et la cure d'air y donnent-ils de meilleurs résultats qu'en pleine campagne ?

Notre expérience sur ce point est très limitée, mais si nous considérons que l'organisme du nourrisson est plus excitable, sa peau plus sensible et sa surface cutanée plus grande, nous inclinerions au moins théoriquement plutôt pour la négative.

Des recherches cliniques scientifiquement conduites seront encore nécessaires pour trancher définitivement la question.

L'héliothérapie.

L'héliothérapie étant très discutée à l'heure actuelle, nous voulons en résumer ici les principes, en empruntant les éléments à l'admirable livre que notre excellent ami Rollier (de Leysin) a écrit sur la cure de soleil.

Charcot, avec son remarquable génie clinique, avait déjà pressenti toute l'importance de l'action de la lumière solaire sur l'organisme ; mais c'est à Finsen que nous en devons l'étude scientifique. Finsen a démontré que l'action de la lumière sur la peau est complexe ; le premier phénomène que l'on observe est une rubéfaction consécutive à la chaleur et qui peut atteindre tous les degrés de la brûlure superficielle. Ce premier effet se manifeste immédiatement, mais disparaît de suite s'il n'a pas été trop intense ; on peut du reste l'empêcher par l'emploi de verres appropriés qui arrêtent les rayons calorifiques, tout en laissant passer les rayons lumineux.

A côté de l'effet thermique, les rayons du soleil provoquent sur la peau un effet chimique qui ne se produit qu'après une période de latence, et qui est caractérisé, suivant l'intensité et la durée d'application de la lumière, par une inflammation plus ou moins accentuée de la peau, qui, en disparaissant, est remplacée par trois phénomènes : une vaso-dilatation chronique, une augmentation du pigment, enfin un épaississement de la couche cornée de l'épiderme.

Vaso-dilatation. — Ce premier phénomène fut découvert par Finsen qui, un beau jour, remarqua sur ses bras, qu'il avait exposés, plusieurs mois auparavant, à l'action des rayons lumineux, des taches rouges correspondant exactement aux régions exposées.

Depuis lors, tous les auteurs sans exception ont constaté cette réaction tardive des rayons lumineux et c'est à elle seule et pas, comme on le croyait autrefois, à l'influence du froid et à l'excita-

tion de la peau par le vent qui ne peuvent que hâler et épaissir
l'épiderme, qu'est due la coloration rouge, parfois si intense,
que présente la peau du visage et des mains des cochers, des
paysans et surtout des montagnards.

Sur l'enfant exposé au soleil, cette vaso-dilatation de la peau
persiste à la longue comme sur le montagnard : les parois des
vaisseaux s'hypertrophient, les diverses couches de la peau
s'épaississent et la peau turgescente contient et retient ainsi une
beaucoup plus grande quantité de sang, en réalisant une espèce
d'hyperémie active de Bier dont l'action favorable est maintenant
bien connue.

Pigmentation. — La peau exposée à la lumière absorbe les
rayons actiniques, elle se pigmente lentement et progressivement
en transformant une partie de l'énergie lumineuse en énergie
chimique ; aussi l'intensité de cette pigmentation est-elle proportionnelle à l'intensité de la lumière et à la durée de l'exposition.
Le pigment, comme l'a démontré Mcirowsky, est un *produit de la
sécrétion* du noyau de la cellule qui traverse sous forme de gouttelettes l'enveloppe du noyau et se dépose dans le protoplasme
de la cellule qui devient ainsi une *cellule chromatophore.*

Quelle est l'utilité de cette pigmentation ? Tout ce que l'on peut
dire, c'est que la pigmentation de la peau coïncide généralement
avec une sorte d'immunité vis-à-vis des dermatoses microbiennes ;
c'est ainsi que, dans la variole et la varicelle, les parties pigmentées
de l'individu restent indemnes de pustules ou que l'on n'y observe
que de rares pustules avortées. C'est, du reste, un fait d'observation clinique que les parties de la peau qui entourent les orifices
naturels les plus exposés aux infections, aux changements de
température et d'humidité et qui doivent pouvoir y résister sont
aussi les plus pigmentées.

Épaississement de l'épiderme. — Il se produit enfin sous
l'influence des bains de soleil un épaississement de l'épiderme
sur lequel Unna a le premier attiré l'attention.

INFLUENCE DES RAYONS ACTINIQUES.

Quelle est la cause de cette triple modification de la peau
causée par les rayons solaires ? Ces trois phénomènes doivent être
considérés comme des processus de réaction défensive de l'organisme contre certains rayons dangereux que contient la lumière
solaire.

La lumière blanche se décompose par le prisme en sept groupes
de *rayons colorés* ou *rayons optiques* qui vont du rouge au
violet. Mais il en existe d'autres qui sont invisibles.

Au delà du rouge existent des rayons calorifiques obscurs pour nos yeux et uniquement décelables au thermomètre : ce sont les *rayons infra-rouges* à ondes plus longues et à vibrations moins rapides.

Au delà du violet existent des rayons chimiques uniquement démontrables par la plaque photographique, ce sont les *rayons ultra-violets* ou *actiniques*.

Dreyer et Jansen ont pu démontrer que ce sont les rayons actiniques, dont les vibrations sont excessivement rapides, mais dont la longueur d'onde est très courte, qui exercent les modifications si intéressantes de la peau que nous venons d'étudier. Rosselet et Rollier l'ont confirmé en prouvant que la pigmentation et l'hyperémie de la peau ne se produisent plus au soleil sur les parties recouvertes avec un verre d'urane, lequel ne laisse pas passer les rayons actiniques ; enfin Unna a indiqué que l'on pouvait éviter complètement les effets de la lumière en se servant de l'onguent *zeozon*, cet onguent contenant de l'*æsculine* qui absorbe les rayons actiniques.

Or Victor Henri, en utilisant des procédés d'une exactitude rigoureuse, a pu affirmer que seuls les rayons dont la longueur d'onde est comprise entre 310 et 250 $\mu\mu$ arrivent à pigmenter et à hyperémier la peau ; or ce sont ces mêmes rayons actiniques, comme l'ont démontré d'Arsonval et Charrin, qui sont la cause de l'action microbicide des rayons solaires, qui a été démontrée par un très grand nombre d'auteurs, et qui a permis de stériliser l'eau avec les rayons ultra-violets.

Cette action nocive des rayons actiniques s'exerce non seulement sur les microbes, mais sur le protoplasma de toutes les cellules et, par conséquent, aussi sur les cellules de la peau, mais dans la vie normale cette action est heureusement limitée ; car, les rayons ultra-violets émis par le soleil étant très réfrangibles, une partie importante de ces rayons est arrêtée par la vapeur d'eau et les poussières de l'atmosphère terrestre, si bien qu'une faible proportion seulement atteint la surface de la terre et qu'une partie plus faible encore pénètre dans nos demeures, le verre de nos fenêtres en limitant encore la pénétration.

Par contre, plus l'air est pur, plus il est sec, comme cela arrive à la montagne ; plus la lumière solaire est intense, comme cela arrive à midi et en été, plus il y a de rayons actiniques. Aussi Flemming a-t-il pu démontrer que si en plaine il faut trente minutes d'exposition au soleil pour empêcher l'évolution d'une infection tuberculeuse dans l'œil d'un lapin, trois minutes seulement suffisent à 5 000 mètres.

En présence de ces faits qui prouvent l'influence nocive des rayons ultra-violets, on s'explique que l'organisme cherche à opposer à leur pénétration dans l'organisme certains processus de défense qui constituent précisément les phénomènes de réaction cutanée que nous venons de décrire.

Les rayons actiniques sont, nous venons de le voir, peu pénétrants. Alors que les rayons rouges traversent avec facilité nos doigts, comme on s'en aperçoit en regardant à travers ceux-ci une forte lumière, les rayons ultra-violets sont déjà arrêtés en très grande partie *par un millimètre d'épaisseur de la peau* (Hasselbart). On comprend maintenant l'épaississement de l'épiderme qui constitue le premier phénomène de défense cutanée. Bering a démontré ensuite que plus la peau est pigmentée, moins elle laisse passer les rayons actiniques ; de là le deuxième phénomène de défense : la pigmentation. Enfin Finsen a prouvé que le sang absorbe très vite et très fortement les rayons actiniques et que le lobule de l'oreille ne les laisse passer que si on le rend exsangue par compression entre deux lames de quartz. Ainsi s'explique l'hyperémie cutanée qui est le troisième phénomène de défense et qui a encore pour but d'empêcher la pénétration des rayons actiniques.

Mais les rayons actiniques n'exercent pas seulement une action locale sur la peau, ils exercent encore une action générale beaucoup plus importante sur l'organisme tout entier. L'énergie qu'ils recèlent est absorbée par le pigment des *cellules chromatophores* et, comme l'a démontré Carnot, par l'hémoglobine des hématies. Elle est donc d'autant plus vite et d'autant plus complètement absorbée que la peau est plus pigmentée et plus hyperêmiée, c'est-à-dire qu'elle a été plus soumise à l'action de la lumière du soleil.

Que deviennent ces rayons absorbés? Une partie de ces rayons et l'énergie qu'ils représentent seraient, d'après Rollier et Rosselet, transformés par le pigment en rayons moins nocifs, de plus grande longueur d'onde et plus pénétrants, et l'énergie qu'ils représentent pourrait être ainsi utilisée localement par les cellules fixes de l'organisme. L'autre partie des rayons actiniques absorbés par l'hémoglobine des globules du sang, ainsi que l'énergie qu'ils représentent, serait entraînée dans les parties les plus profondes de l'organisme où elle pourrait déployer son influence bienfaisante sur l'organisme tout entier.

Comment pouvons-nous nous représenter l'action physiologique de cette énergie lumineuse locale et de celle qui circule dans tout l'organisme ?

Nous en sommes réduits, pour nous l'expliquer, à des hypothèses basées sur des analogies. Nous savons en effet que la plante possède dans la chlorophylle une substance qui a une étroite affinité chimique avec l'hémoglobine du sang et peut-être avec les pigments des cellules chromatophores. Or, il est démontré que c'est grâce à l'énergie lumineuse emmagasinée par la chlorophylle que les plantes assimilent les nitrates, cette assimilation ne se faisant qu'incomplètement à l'ombre.

C'est encore à cette même propriété de l'assimilation chlorophyllienne déclenchée par l'influence des vibrations lumineuses que l'on doit attribuer les différences de constitution entre les plantes d'ombre et de lumière, entre les plantes de plaine et celles de la montagne. Les plantes d'ombre, étant plus grêles, résistent moins aux intempéries; aussi leur descendance hérite-t-elle de la même faiblesse, les graines d'ombre devenant rapidement stériles.

Il est donc plus que probable que l'énergie lumineuse emmagasinée dans les cellules chromatophores de la peau et dans l'hémoglobine des globules sanguins communique à l'organisme tout entier, comme Osswald et Neuberg le supposent et comme Quincke et Bering paraissent l'avoir démontré, une plus grande puissance d'assimilation et lui confère une force de résistance plus considérable.

Les rayons lumineux sont en effet capables de remplacer, dans une certaine mesure, une partie de nos aliments, si nous en croyons les expériences de Quincke et Bering qui ont démontré que les rayons actiniques activent à la façon des oxydases l'énergie des ferments et stimulent les oxydations de l'organisme, et celles de Pincussohn qui ont prouvé que l'assimilation de l'azote est de beaucoup augmentée chez les animaux préalablement sensibilisés par les rayons actiniques.

Nous pouvons donc conclure de tous ces faits, qui sont confirmés par l'expérience clinique de tous les jours : *que le bain de rayons actiniques favorise le métabolisme et augmente ainsi la force de résistance de l'organisme.*

Les rayons actiniques peuvent être donnés au nourrisson sous forme de rayons actiniques naturels ou, à défaut, sous forme de rayons actiniques artificiels.

Nous aurons donc à étudier successivement :

A. Les bains de soleil ou héliothérapie ;

B. Les bains de rayons fournis par les lampes de vapeurs de mercure ou actinothérapie.

A. — L'héliothérapie.

LE BAIN DE SOLEIL. — Pouvons-nous nous servir du bain de soleil et utiliser son action si puissamment fortifiante à l'âge du nourrisson? Certainement, mais à la condition de proportionner

la longueur du bain et la progression de la cure de soleil à l'organisme du bébé.

Le bain de soleil du nourrisson doit toujours être *un bain
complet*, les yeux seuls étant protégés par un petit chapeau de
toile ou par la capote en toile de la voiture formant ombrelle.
Mais pour arriver au bain complet j'ai l'habitude de procéder
chez eux d'après le schème de Rollier.

MÉTHODE CLINIQUE. — ON COMMENCE TOUT D'ABORD LES

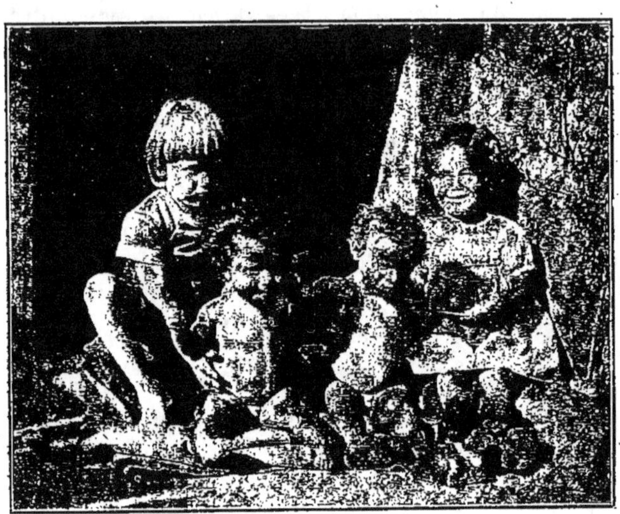

Fig. 38. — Bain de soleil.

PREMIERS JOURS PAR ENTRAINER LE BÉBÉ *au bain d'air*, EN
CHAMBRE, PUIS A L'AIR LIBRE, L'ENFANT ÉTANT A MOITIÉ DÉSHA-
BILLÉ, PUIS COMPLÈTEMENT NU SI LE TEMPS LE PERMET.

PUIS ON EXPOSE LES PIEDS DU BÉBÉ AU SOLEIL PENDANT CINQ
MINUTES.

LE LENDEMAIN ON CONTINUE PENDANT DIX MINUTES, EN EXPO-
SANT D'ABORD LES PIEDS DIX MINUTES, PUIS LES JAMBES PENDANT
CINQ MINUTES.

LE TROISIÈME JOUR, LES CUISSES PENDANT CINQ MINUTES, LES
JAMBES DIX ET LES PIEDS QUINZE MINUTES.

LE QUATRIÈME JOUR, CUISSES DIX MINUTES, ET JAMBES QUINZE
MINUTES.

LE CINQUIÈME JOUR, TOUTE L'EXTRÉMITÉ INFÉRIEURE, QUINZE
MINUTES.

LE SIXIÈME JOUR, LE VENTRE CINQ MINUTES, LES EXTRÉMITÉS
INFÉRIEURES QUINZE MINUTES.

LE SEPTIÈME JOUR, LE VENTRE CINQ MINUTES, LES EXTRÉMITÉS INFÉRIEURES VINGT MINUTES.

LE HUITIÈME JOUR, LE VENTRE QUINZE MINUTES, LES EXTRÉMITÉS INFÉRIEURES VINGT-CINQ MINUTES.

Deuxième semaine. — CE N'EST QUE LA DEUXIÈME SEMAINE QUE L'ON COMMENCERA CINQ MINUTES LE DOS ; PUIS CINQ MINUTES LA POITRINE ; LES EXTRÉMITÉS INFÉRIEURES ET LE VENTRE SERONT EXPOSÉS PENDANT VINGT MINUTES.

Troisième semaine. — ENFIN LA TROISIÈME SEMAINE : INSOLATION COMPLÈTE PENDANT TRENTE MINUTES. ON CONTINUERA AINSI EN AUGMENTANT LE TEMPS D'EXPOSITION DE CINQ MINUTES PAR JOUR JUSQU'A TROIS HEURES PAR JOUR QUE L'ON PEUT DIVISER EN PLUSIEURS SÉANCES.

Les séances de bain de soleil ne seront pas faites pendant le repas, ni même une heure après le repas.

Leur durée se réglera suivant l'état de pigmentation du bébé : si la pigmentation se fait bien, on peut continuer la progression.

Si la peau rougit et s'il se produit de la température (on voit des températures de 39° et de 40°), on diminuera le temps d'exposition.

Lorsque enfin un changement de temps vient interrompre l'entraînement, *l'insolation sera reprise à une étape inférieure à celle à laquelle il avait fallu interrompre les séances.*

En été, par les jours chauds, les séances seront faites de bonne heure le matin et dans la seconde partie de l'après-midi, car il faut avant tout éviter l'hyperthermie qui se produit très facilement chez le bébé.

B. — L'actinothérapie.

Les brillants résultats obtenus par l'héliothérapie dans le traitement de la tuberculose ont tout naturellement amené les médecins à essayer dans cette maladie l'action des rayons violets artificiels, méthode de traitement à laquelle on a donné le nom d'*actinothérapie.* Cela est d'autant plus compréhensible que le soleil, même à l'altitude, est capricieux et qu'il reste souvent caché pendant des semaines entières, ce qui interrompt le traitement, décourage le malade et oblige le médecin à reprendre l'accoutumance aux rayons solaires tout au début ou presque au début.

Encouragé par les résultats si favorables que nous avions obtenus avec les bains de soleil pendant toute l'année 1909, et poussé par le manque de soleil qui empêcha nos traitements pendant la plus grande partie de l'hiver 1910-1911, nous nous décidâmes, dès le printemps 1911, de traiter nos enfants tuberculeux par l'actinothérapie. Ces essais, que nous croyons avoir été le premier à faire, furent pratiqués avec les lampes que le Dr Held (de Lausanne) avait inventées et qu'il avait mises aimablement et gratuitement à notre disposition pendant toute la durée des essais.

Ces lampes, grâce à un charbon de composition spéciale, fournissaient des rayons ultra-violets d'une force de pénétration telle que nous avons pu, après une exposition de quelques minutes, influencer une plaque photographique au travers du bras et même, dans une seconde expérience, au travers de la cuisse d'un enfant de douze ans.

J'ai rendu compte des résultats très favorables que nous avons obtenus avec cette méthode en insistant spécialement sur la diminution de la fièvre que nous avions réalisée par ce moyen, le 13 décembre 1911, à la Société suisse de pédiatrie à Zurich (1).

Mais lorsque nous avons voulu, après six mois d'essais, continuer nos expériences avec les ressources de l'hôpital, nous avons bientôt été obligé de tout abandonner, vu le coût extraordinairement élevé des lampes Held.

En 1914, l'institut Finsen de Copenhague et en 1915 le Dr Hans Reyer (de Nuremberg) (2), évidemment sans avoir connaissance de nos essais, ont publié à leur tour une série de résultats favorables réalisés dans les tuberculoses médicales avec les rayons ultra-violets produits par les lampes de quartz aux vapeurs de mercure fabriquées à Hanau sous le nom de *Höhensonne*.

Presque en même temps, le D^r Ch. Martin (de Genève) a publié une longue série de résultats extrêmement favorables obtenus chez des tuberculeux chirurgicaux avec une lampe analogue, mais beaucoup plus puissante (6000 bougies), de fabrication française : la *lampe aux vapeurs de mercure du Dr Vignard (de Lyon)*.

C'est donc grâce aux travaux de ces auteurs que l'actinothérapie de la tuberculose est entrée dans la pratique.

L'étude approfondie de l'application des rayons actiniques artificiels et naturels a été reprise et approfondie ces dernières années, depuis que l'on a appris que l'on pouvait les disperser en les réfractant au moyen d'un prisme de quartz. Voici un court résumé de ces travaux. Les rayons ultra-violets sont formés par tout un faisceau de rayons qui se différencient par leur longueur d'onde qui va de 439 μμ (millionième de millimètre) à 250 μμ, peut-être même jusqu'à 220 μμ.

Les *rayons actiniques naturels* (a), comme le démontre la

<hr>

(1) Combe, *Revue méd. de la Suisse Romande*, 1912, p. 53.
(2) Hans Reyer, *Allg. Med. Zeitung*, 1915, n°s 5 et 6.

figure 39, paraissent être formés d'un faisceau de rayons dont la longueur d'onde varié de 436 μμ à 366 μμ, ou 350 μμ, suivant la durée d'exposition et surtout suivant l'altitude (montagne ou plaine) de l'objet exposé.

Les *rayons actiniques artificiels (b)* sont formés d'un faisceau

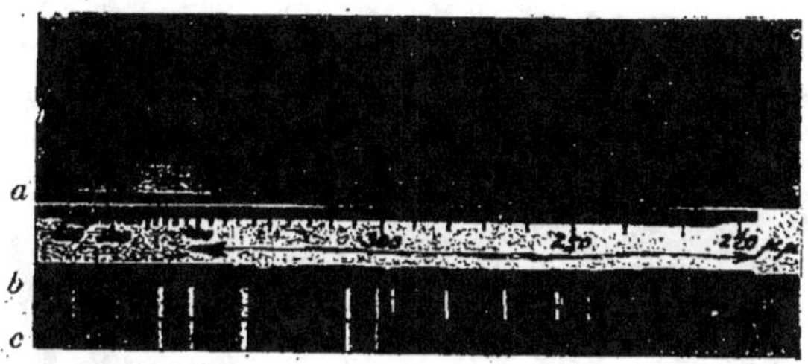

Fig. 39. — Spectre des rayons actiniques artificiels avec ou sans filtre.

a, rayons actiniques du soleil. — *b*, rayons actiniques des lampes à vapeurs de mercure. — *c*, rayons actiniques (*b*) filtrés avec l'uvio film.

beaucoup plus considérable de rayons dont la longueur d'onde s'étend de 436 μμ à 250 μμ, et même, suivant la durée d'exposition, jusqu'à 220 μμ.

L'influence des rayons artificiels n'est donc pas identique à celle des rayons naturels, car d'une part, comme l'a démontré Hasselbach, la force de pénétration des rayons actiniques diminue rapidement avec leur longueur d'onde.

Pouvoir pénétrant des rayons actiniques.

Longueur d'onde en μμ.	μμ 436	μμ 405	μμ 366	μμ 334	μμ 315	μμ 302	μμ 297	μμ 289
Épaisseur de peau 0mm,1.	p. 100 59	p. 100 55	p. 100 49	p. 100 42	p. 100 30	p. 100 8	p. 100 2	p. 100 0,01
Épaisseur de peau 1mm,0.	p. 100 0,5	p. 100 0,3	p. 100 0,08	p. 100 0,02	p. 100 »	p. 100 »	p. 100 »	p. 100 »

Ce sont d'autre part, comme l'ont démontré les expériences modernes, ces rayons de courte longueur d'onde qui sont particulièrement nocifs.

Il en résulte que tous les rayons dont la longueur d'onde est inférieure à 280 μμ, rayons que l'on a nommés, à cause de leur pouvoir nocif, les *rayons abiotiques*, devraient être supprimés de l'actinothérapie artificielle bien comprise.

Si nous ajoutons encore que les rayons calorifiques qui se

dégagent des lampes actiniques occasionnent facilement des
transpirations pénibles et même des brûlures fort désagréables,
on comprendra que l'on ait cherché à supprimer de l'actinothérapie d'une part les rayons calorifiques, d'autre part tous les
rayons actiniques de longueur d'onde inférieure à 280 μμ.

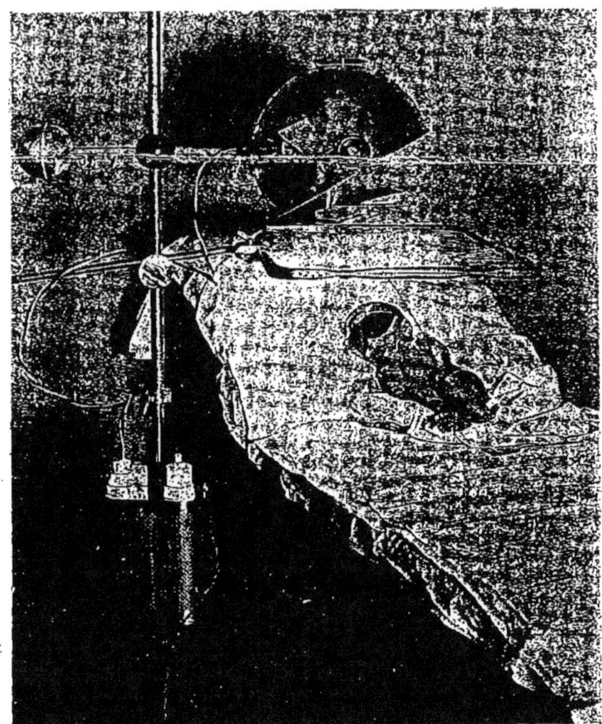

Fig. 40. — Le bain de rayons actiniques filtrés.

C'est pour répondre à ces indications que le D^r Ch. Martin (de
Genève) a muni la lampe Vignard d'un *verre filtrant spécial* et
que Breitmayer et Jesionec ont inventé le filtre bleu dit *uvio
film*. Ces deux filtres retiennent tous les rayons inutiles et nuisibles en laissant passer tous les rayons actiniques utiles (fig. 39, *c*).

MÉTHODE. — La figure 40 rend compte du dispositif employé et
montre un de nos nourrissons prenant son bain de rayons actiniques. On l'aperçoit absolument nu et muni de ses lunettes noires
destinées à protéger ses yeux, exposé aux rayons actiniques qui
traversent l'uvio film avant de l'atteindre ; il sommeille paisible-
ment dans cette douce chaleur pendant toute la durée de son
bain qui se prolonge pendant une heure environ.

Mais il faut se garder de commencer le traitement avec des doses pareilles : l'actinothérapie, comme l'héliothérapie, exige une accoutumance qu'il faut chercher à obtenir avec une grande prudence.

Voici quelles sont les précautions à prendre : au début, il est bon de n'appliquer les rayons que tous les deux jours et de ne rendre les séances journalières que lorsque l'accoutumance est complète et que la pigmentation cutanée est obtenue.

Pendant les premières séances, la distance de la lampe sera de un mètre ; on l'approchera peu à peu à 75 centimètres, puis 60 centimètres, enfin à 50 centimètres.

On commencera par une insolation de cinq minutes devant et cinq minutes derrière, le corps complètement déshabillé, et on augmentera chaque fois les séances de cinq minutes, en ne dépassant pourtant pas deux heures en tout, soit une heure en position ventrale, une heure en position dorsale.

Les yeux seront toujours protégés par des lunettes noires ou vertes.

Les résultats obtenus avec les lampes à rayons ultra-violets sont identiques à ceux de l'héliothérapie : amélioration de l'appétit et de la force, augmentation de poids, et apparence de santé.

Dans quelques cas, nous avons pu observer une disparition de la poussée thermique journalière de nos bébés, et constater aux rayons X la diminution des ombres ganglionnaires notées avant le traitement.

Comme les rayons ultra-violets n'ont aucune action directe sur le tissu tuberculeux et sur le bacille de Koch, ce résultat ne peut être attribué qu'à une amélioration de l'état général. Nous pouvons donc conclure que l'actinothérapie exerce une heureuse influence sur la tuberculose du nourrisson.

B. — LA DIÉTOTHÉRAPIE.

Tous les nourrissons tuberculeux et la plupart des tuberculeux de la deuxième et troisième enfance sont des dyspeptiques.

Leurs sécrétions digestives sont diminuées par la tuberculotoxine, si bien que leur suc gastrique peut même devenir anachlorhydrique et apepsique, comme plusieurs centaines d'analyses nous l'ont démontré. Environ 85 p. 100 de nos enfants tuberculeux sont anachlorhydriques, 50 p. 100 environ sont apepsiques, de là la fréquence de la diarrhée gastrogène dans la tuberculose infantile.

Nous avons pu même démontrer chez quelques-uns, au moyen

du tubage du duodénum avec le tube d'Einhorn, une diminution
de la sécrétion pancréatique.

Il résulte de tous ces faits que l'enfant tuberculeux digère et
assimile incomplètement sa nourriture.

En est-il de même chez le nourrisson? Si nous rapprochons
du fait que tous nos bébés tuberculeux étaient atteints de dyspepsie et que la dyspepsie était même quelquefois chez eux le
seul symptôme apparent de leur tuberculose, les quelques examens de suc gastrique que nous avons faits chez des nourrissons
tuberculeux où nous avons trouvé une hypoacidité manifeste et
même quelquefois une apepsie, nous sommes en droit, je crois,
d'affirmer que chez le nourrisson tuberculeux l'insuffisance digestive est la règle.

Aussi, sachant combien une bonne digestion et une complète
assimilation sont indispensables pour obtenir une eutrophie permettant à l'organisme de résister à l'infection tuberculeuse, nous
comprendrons toute l'importance d'une étude systématique de
l'insuffisance digestive du bébé tuberculeux.

La plupart de nos bébés étaient atteints de dyspepsie toxique
avec insuffisance digestive des graisses et progressaient rapidement avec le lait centrifugé, les farines maltosées et le sucre
Soxhlet.

Quelques-uns seulement souffraient de dyspepsie albumineuse
et se remettaient en coupant leur lait avec la farine Milo. Un
certain nombre, enfin, avaient une insuffisance digestive telle
qu'ils rentraient directement dans le cadre de la dysthrepsie ou
même de l'athrepsie : ceux-ci n'augmentaient de poids qu'avec
le lait albumineux.

Il faut en un mot individualiser et traiter chaque cas d'après
son insuffisance digestive, en dosant les proportions du repas
d'épreuve d'après l'analyse des selles du nourrisson.

Sans doute, si l'état de fortune des parents le permet et si la
tuberculose est encore localisée chez le nourrisson, un allaitement
mercenaire, au sein d'une nourrice saine et non tuberculeuse,
sera non seulement permis, mais à recommander.

Par contre, l'allaitement maternel sera interdit pour les raisons
que nous avons déjà exposées.

Stimuler les défenses générales de l'organisme contre le bacille de Koch et ses toxines.

Le traitement de la tuberculose du nourrisson par l'hygiène,
l'air, le soleil et la diète permet bien souvent d'améliorer l'état

général du bébé dont le poids augmente et l'anémie diminue, comme le démontrent les examens successifs du sang. Mais après un certain temps de guérison apparente nous avons vu le bébé rentrer dans le service avec une tuberculose généralisée et y mourir.

Cette expérience répétée nous a bientôt montré que nous devions nous adresser à une autre méthode si nous voulions obtenir un meilleur résultat.

C'est alors que nous avons essayé d'appliquer au nourrisson la tuberculinothérapie dont nous nous servons depuis bientôt dix ans pour l'enfant plus âgé.

La tuberculinothérapie.

Le traitement de la tuberculose du nourrisson par l'hygiène, l'air, le soleil et la diète permet le plus souvent d'améliorer l'état général du bébé dont le poids augmente et l'anémie diminue, comme le démontrent les examens successifs du sang. Mais nous avons vu sans exception, après un certain temps de guérison apparente, le bébé rentrer dans le service avec une tuberculose généralisée et y mourir.

Cette expérience si souvent répétée nous a bientôt montré que nous devions nous adresser à une autre méthode si nous voulions obtenir un meilleur résultat.

C'est alors que nous avons essayé d'appliquer au nourrisson la tuberculinothérapie dont nous nous servions depuis bientôt dix ans pour l'enfant plus âgé.

PRINCIPES DE LA MÉTHODE.

Nous ne voulons nullement passer en revue les nombreuses théories qui cherchent à expliquer l'action de la tuberculine.

Qu'il nous suffise de dire qu'il ne s'agit certainement pas d'une *mithridatisation*, comme le pense Sahli, permettant à l'organisme de l'enfant de s'accoutumer peu à peu à la tuberculine et par conséquent de supporter mieux celle que distillent continuellement les bacilles de Koch contenus dans ses glandes.

Les recherches modernes montrent au contraire que l'action de la tuberculinothérapie rentre dans le cadre des immunisations actives.

Voici comment on peut se représenter ce phénomène.

Nous avons rappelé, dans le chapitre de la physiologie pathologique, les processus identiques qui régissent la *digestion entérale* de l'albumine et sa *digestion parentérale* ou sanguine. Nous avons vu qu'en introduisant sous la peau une petite quantité d'albumine, c'est-à-dire de tuberculine, celle-ci devient un *antigène* ; aussi se produit-il de suite un *ambocepteur* spécifique qui, activé par un *complément* non spécifique, forme un *anticorps actif qui digère la molécule albumineuse* en la décomposant en acides mono et diaminés.

Si les proportions entre l'antigène et l'anticorps sont normales, cette digestion parentérale se fait rapidement et complètement, et le corps intermédiaire toxique, appelé l'*anaphylatoxine de Friedberg*, ne se forme qu'en quantités minimes.

TUBERCULINOTHÉRAPIE BIEN APPLIQUÉE. — Si l'on augmente maintenant lentement et progressivement la dose de tuberculine injectée, en l'adaptant à la *force digestive parentérale* du bébé, on verra aussi augmenter lentement et progressivement les *anticorps antituberculiniques* sans que pour cela augmente la production d'anaphylatoxine qui reste en quantité minime.

C'est ainsi que l'organisme *s'immunise vis-à-vis de la tuberculine* et cela à un point tel que, après avoir commencé à injecter à un nourrisson un dixième de milligramme de vieille tuberculine ATK, celui-ci arrive à en *digérer* avec ces anticorps digestifs 20 à 30 centigrammes sans aucun trouble quelconque et sans que les *Mantoux* pratiqués en série augmentent de dimension. Bien plus, dans un certain nombre de cas, la *tuberculino-immunité* devient telle que le bébé ne réagit plus à la tuberculine, *la réaction reste chez lui négative*.

Mais la tuberculino-immunisation ne provoque pas seulement cette *réaction immunisante générale*, elle en produit une seconde, particulièrement importante chez le nourrisson, démontrée par Roehmer, et c'est la *réaction de cicatrisation focale*.

Nous avons vu en effet que si le tubercule s'étend continuellement chez le bébé et envahit le voisinage, cela tient à ce que les *cellules endothélioïdes* paralysées par la sécrétion continuelle de tuberculine ne sont plus capables de sécréter de substance intercellulaire conjonctive. Or, Roehmer a pu prouver que, sous l'influence de la tuberculinothérapie, grâce à la *digestion parentérale* continue de la tuberculine, il se produit du tissu conjonctif aux dépens des cellules endothélioïdes qui, n'étant plus paralysées, récupèrent leur pouvoir de sécrétion conjonctive. Ce qu'il y a de particulièrement intéressant, c'est que Roehmer a pu constater ce phénomène même chez le nourrisson, c'est-à-dire à un âge où ces processus de limitation et de cicatrisation sont pour ainsi dire inconnus.

TUBERCULINOTHÉRAPIE MAL APPLIQUÉE. — Si l'on augmente par contre trop rapidement la dose de tuberculine injectée ou qu'on ne l'adapte pas à la *force digestive parentérale* du nourrisson, il se produit une digestion insuffisante et une décomposition incomplète de la molécule albumineuse avec production abondante de corps intermédiaire toxique, c'est-à-dire d'*anaphylatoxine* provoquant de la fièvre et des symptômes de congestion locale au niveau du foyer et au niveau de l'injection, si bien que le *Mantoux* en série augmente.

L'organisme du nourrisson, bien loin dans ce cas de *s'immuniser*, *s'anaphylactise* au contraire vis-à-vis de la tuberculine, si bien que ni son état général, ni son état local n'en bénéficient.

Voilà un premier point théorique de grande importance, car il nous montre avec quelle mesure et avec quelle prudence le traitement doit être conduit pour arriver à un bon résultat.

Nous avons heureusement un index excellent, c'est le *Mantoux pratiqué en série* qui nous indique avec la plus grande exactitude si le petit malade se dirige du côté de l'anaphylaxie ou du côté de l'immunité, ce qui nous permet de modifier le traitement.

Un second point théorique demande à être discuté. La tuberculinothérapie convient-elle à tous les cas de tuberculose infantile ?

Nous savons que, chez l'enfant ou même chez le nourrisson atteint d'une caverne pneumonique, il se produit très rapidement dans la caverne une infection mixte où les pneumocoques, les staphylocoques et leurs toxines jouent un rôle beaucoup plus important que le bacille de Koch et sa tuberculine. Compter sur la tuberculinothérapie pour influencer la fièvre et la cachexie septicémique de ce bébé serait faire preuve d'un optimisme peu judicieux.

Il en est encore de même pour les enfants ayant une grosse lésion qui fait continuellement pénétrer dans la circulation une dose considérable de tuberculine. Ces bébés produisent déjà le maximum d'anticorps qu'ils peuvent produire pour digérer cette tuberculine qui dépasse *leur force digestive parentérale*, si bien qu'ils sont déjà en état d'anaphylaxie, comme le démontre la réaction de Mantoux énorme, violacée, à base gonflée et œdématiée, qui s'accompagne de fièvre. Appliquer dans ces cas un traitement à la tuberculine est un non-sens, la tuberculine injectée s'ajoutant encore à la tuberculine sécrétée et augmentant les phénomènes d'anaphylaxie, comme le démontrent bientôt les Mantoux pratiqués en série.

Seuls, par conséquent, seront justiciables de la tuberculinothérapie :

1° Les enfants atteints d'une tuberculose encore fermée ou en tout cas limitée, qui ne distille qu'une quantité extrêmement minime de tuberculine ;

2º Les enfants qui ne produisent qu'une quantité d'anticorps antituberculiniques insuffisante, comme cela se voit dans la tuberculose ganglionnaire trachéo-bronchique ;

3º Les enfants dont l'organisme n'est pas encore adapté à la formation d'anticorps, comme c'est le cas chez les nourrissons.

Méthodes de tuberculinisation.

Il existe deux méthodes :

1º La tuberculinisation sous-cutanée ;

2º La tuberculinisation intradermique.

TUBERCULINISATION SOUS-CUTANÉE. — C'est la méthode dont nous nous sommes servi pendant cinq ans environ.

Nous commencions en général nos injections avec la *tuberculine Béraneck* $\frac{1}{10}$ de la solution $\frac{A}{64}$, et s'il ne se produisait aucune réaction, nous augmentions lentement les doses en passant après trois jours d'intervalle à la solution supérieure, tout en conservant la même dose.

Béraneck :

$$\frac{1}{10}\frac{A}{64} \quad \frac{1}{10}\frac{A}{32} \quad \frac{1}{10}\frac{A}{16} \quad \frac{1}{10}\frac{A}{8} \quad \frac{1}{10}\frac{A}{4} \quad \frac{1}{10}\frac{A}{2} \quad \frac{1}{10}A \quad \frac{1}{10}B \quad \frac{1}{10}C \quad \frac{1}{10}D$$

$$\frac{1}{10}E \quad \frac{1}{10}F \quad \frac{1}{10}G \quad \frac{1}{12}H$$

jusqu'à H qui est la plus forte solution de Béraneck.

Puis nous passions à la *tuberculine Koch*, en commençant toujours par un dixième de milligramme.

Koch :

Dix-milligrammes : 0,0001 0,0002 0,0004 0,0008
Milligrammes : 0,001 0,002 0,004 0,008
Centigrammes : 0,01 0,02 0,04 0,08
Décigrammes : 0,10 0,20 0,30 0,40

en montant jusqu'au décigramme et même jusqu'à 50 centigrammes.

Pour juger du résultat, nous nous servions des Mantoux répétés tous les quinze jours et faits avec la même dose de un dixième de milligramme de vieille tuberculine.

Or, en revisant nos observations, nous nous sommes aperçu que les tuberculeux traités se divisaient en deux groupes :

Mantoux-immunité. — Dans le premier groupe, la réaction de Mantoux, d'abord très forte, diminuait de quinzaine en quinzaine régulièrement, à mesure que nous augmentions les doses injectées. Si bien que, dans quelques cas, nous vîmes la réaction de Mantoux disparaître.

Le traitement à la tuberculine avait donc produit chez ces enfants tuberculeux une *Mantoux-immunité* et parallèlement nous pouvions constater chez ces enfants que le poids avait augmenté, que les signes cliniques avaient diminué, si bien que nous nous trouvions en présence d'une guérison apparente. Ajoutons que la plupart de ces cas à *Mantoux-immunité* et nettement améliorés par le traitement à la tuberculine étaient atteints d'adénopathie trachéo-bronchique. *La Mantoux-immunité, c'est-à-dire la diminution progressive des Mantoux faits avec la même dose de tuberculine, est donc un index facile à reconnaître qui nous indique quels sont les enfants qui bénéficient du traitement à la tuberculine.*

Mantoux-anaphylaxie. — Dans le second groupe, la réaction de Mantoux non seulement ne diminue pas, mais elle augmente à mesure que nous poursuivons le traitement et augmentons la dose de tuberculine injectée.

Le traitement à la tuberculine produit donc chez les enfants de ce deuxième groupe une véritable *Mantoux-anaphylaxie*, et si nous analysons de plus près les résultats donnés par le traitement, nous voyons qu'il a été franchement mauvais, car le poids a diminué, les signes cliniques se sont accentués et l'état général est devenu moins bon.

La Mantoux-anaphylaxie, c'est-à-dire l'augmentation progressive des Mantoux faits avec la même dose de tuberculine, bien plus facile à exécuter que la recherche de l'index opsonique, nous permet donc de juger rapidement quels sont les cas qui ne retireront aucun bénéfice du traitement à la tuberculine.

Aussi avons-nous pris l'habitude, dès que les Mantoux augmentent, d'interrompre définitivement le traitement tuberculinothérapique sous-cutané.

TUBERCULINISATION SOUS-CUTANÉE.

La tuberculinothérapie sous-cutanée pratiquée chez le nourrisson par Schlossmann et par Bauer et Engel avec de hautes doses de vieille tuberculine montant jusqu'à un gramme et même jusqu'à cinq grammes leur a donné des résultats remarquables. Il est vrai d'ajouter que la plupart des cas qu'ils ont injectés étaient atteints de tuberculoses chirurgicales dont le pronostic est excellent.

A Vienne, par contre, il n'en a pas été de même : Escherich, expérimentant sur les nourrissons tuberculeux de sa clinique interne, et Fuchs sur des nourrissons tuberculeux chirurgicaux, arrivèrent à des résultats désastreux.

Nos essais de *tuberculinisation sous-cutanée* chez le nourrisson furent également déplorables et les signes présentés par les malades : fièvre, aggravation de l'état local indiquant une anaphylaxie grave, m'obligèrent bientôt à interrompre définitivement ces essais.

Mais je les ai repris avec une nouvelle méthode : la *tuberculi-nisation intradermique*.

TUBERCULINISATION INTRADERMIQUE.

Que nous déposions la tuberculine dans le derme avec le Mantoux ou avec le Pirquet, peu importe : un fait reste certain, c'est que cette méthode est infiniment mieux supportée par le malade que l'introduction sous-cutanée de tuberculine.

Est-ce, comme l'affirme le directeur de l'Institut vaccinogène de Weimar, Ponndorf, parce que la peau étant un organe de protection non seulement contre les agents thermiques et méca-niques, mais contre tous les agents infectieux, les poisons qui y pénètrent, la tuberculine comme les autres, sont retenus et transformés dans la peau et non pas dans l'organisme. Sans doute il] est certain qu'une partie de la *digestion parenté-rale* de la tuberculine se fait dans le derme ; mais le reste de la tuberculine ne gagne que lentement et progressivement les lymphatiques et les vaisseaux. C'est, pensons-nous, pour cette raison que la digestion parentérale a tout le temps nécessaire pour se faire complètement et avec un minimum d'anaphylatoxine irritante. Ainsi s'explique ce fait indéniable, que la méthode in-tradermique permet d'introduire des doses beaucoup plus fortes de tuberculine que la méthode des injections sous-cutanées où la dose entière pénètre à la fois dans le sang.

L'intradermo-tuberculinisation permet ainsi de tuberculiniser sans risques des organismes presque absolument réfractaires aux injections sous-cutanées.

Voilà ce qui rend cette méthode si précieuse pour le nour-risson.

C'est certainement à Mantoux que nous devons les premières études sur l'intradermo-tuberculinisation, car déjà en 1908 il utilisait cette méthode qu'il publia dans la *Semaine médicale* en mai 1909. Voici le résumé de cette communication importante.

« L'emploi de la tuberculine dans le traitement de la tubercu-lose, préconisé par Koch, puis abandonné presque complète-ment et, enfin, repris depuis quelques années, se heurte en pra-tique, à défaut de règles précises pour les doses à employer, à un double écueil : ou d'atteindre des quantités trop élevées provo-quant les réactions d'alarme (fièvre, tachycardie, perte de poids, congestion du foyer lésionnel) considérées comme dangereuses, ou de se maintenir à une dose trop réduite et inefficace.

« L'utilisation de l'indice opsonique, que l'on a proposé comme guide, est d'une application difficile. Par contre, l'intradermo-réaction (voir *Semaine médicale*, 1908, p. 455) permet de doser de façon très précise le traitement tuberculinique ; il suffit d'employer des solutions de concentration convenable pour administrer, sous le volume d'une goutte, les quantités voulues de tuberculine, la réaction qui se produit au niveau de la piqûre donnant la mesure de la sensibilité du sujet et permettant de suivre son immunisation progressive, sans s'exposer à provoquer les réactions générales, toujours nuisibles.

« Je citerai, à titre d'exemple, le cas d'un malade qui, du 16 décembre au 1er mars dernier, a reçu 7 injections successives, la première de 0mgr,0005, la seconde de 0mgr,001, les deux suivantes de 0mgr,0025 et les trois dernières de 0mgr,004. Or, le diamètre maximum atteint par la réaction fut de 6 et 10 millimètres pour les deux premières, de 35 et 10 millimètres pour les deux suivantes et de 20, 15 et 10 millimètres pour les trois dernières.

« *Une même dose de tuberculine produit donc une réaction de moins en moins prononcée, et l'on voit nettement le moment où l'on peut en augmenter la quantité.*

« Cette méthode n'étant qu'un mode d'administration de la tuberculine, les indications et les contre-indications de celle-ci restent entières ; mais l' « intradermo-tuberculinisation » semble bien devoir en faciliter l'emploi. »

Cette même méthode a été, dès 1913, étudiée et chaudement recommandée par mon ancien assistant le Dr L. Jeanneret (1) ; aussi l'avons-nous dès lors adoptée pour tous nos traitements tuberculiniques.

On peut pratiquer l'intradermo-réaction par pirquetisation ou mantousation.

Pirquetisation. — Recommandée par Wolff-Eisner, la pirquetisation a été employée d'abord par Munk et par Polppelmann en 1910, puis par Kollerstein et par Klotz en 1911, enfin par Sahli et ses élèves dès 1912.

Les premiers commencent le traitement par une seule scarification, puis ils en font deux, puis trois, et ainsi de suite jusqu'à neuf ou dix suivant les cas, chacune de ces scarifications recevant une goutte de vieille tuberculine pure.

Sahli emploie un piqueur à 25 pointes et, sur la plaie superficielle produite par son piqueur, il dépose et étend *une seule goutte* de vieille tuberculine, mais il en augmente chaque fois la concentration.

L'inconvénient de la pirquetisation, c'est que l'on ne sait jamais exactement la dose de tuberculine qui pénètre dans l'organisme.

(1) Dr Lucien Jeanneret, La tuberculose de l'enfant, J.-B. Baillière et fils, 1915.

La mantousation. — La mantousation a deux grands avantages sur la pirquetisation. Le premier, c'est que la goutte des solutions de concentration croissante que l'on injecte pénètre en entier *dans le derme*, ce qui n'est pas possible lorsque la goutte est déposée à la surface de la peau seulement.

Le second avantage, c'est que le diamètre de la réaction peut être *exactement mesuré et dessiné*, et comme la grandeur du Mantoux nous indique l'état d'anaphylaxie du malade, *l'augmentation de son diamètre nous avertit que la dose choisie dépasse l'énergie digestive du sujet et qu'il ne faut pas l'augmenter.*

Technique de la mantousation.

Choix de la seringue. — Nous employons pour nos traitements une seringue de *Ricord*, facile à désinfecter, et qui permet de mesurer exactement le dixième de centimètre cube.

Mais on peut aussi employer avec avantage la seringue de Jeanneret dont la contenance *totale* est d'un dixième de centimètre cube, et qui est divisée en parties égales de un centième de centimètre cube, ce qui permet de diminuer le nombre des solutions nécessaires à un traitement, car l'on peut au moyen de cet instrument diluer *directement dans la seringue* une des solutions quelconques en y ajoutant de 1 à 9 fois son volume d'eau phéniquée à 0,50 p. 100.

Préparation des solutions. — On a donc besoin de trois solutions seulement.

N° I. *Décigrammes. — Vieille tuberculine pure.* — La vieille tuberculine pure est utilisée pour les injections des *décigrammes* et des *centigrammes*. Mais il faut pour cela avoir une seringue de un centimètre cube et en même temps la seringue de Jeanneret dont la contenance est d'un dixième de centimètre cube.

Avec la seringue de *Ricord* nous pratiquerons avec la *vieille tuberculine pure* les injections intradermiques de 0,10 et 0,20 que nous n'avons jamais dépassées chez le nourrisson. Pour l'enfant plus âgé, nous allons jusqu'à 0,50 centigrammes de tuberculine pure. Nous faisons donc avec cette même seringue de Ricord :

Lorsque nous voulons injecter 0,30, deux injections, l'une de 0,20, l'autre de 0,10.

Lorsque nous voulons injecter 0,40, nous faisons deux injections de 0,20.

Lorsque nous voulons injecter 0,50, nous faisons trois injections intradermiques, une de 0,10 et deux de 0,20 centimètres cubes.

Il n'est en effet pas possible sans douleur d'injecter dans le derme plus de 0,20 centimètres cubes.

Centigrammes. — En utilisant la seringue de Jeanneret, nous pouvons, *avec cette même solution de tuberculine pure*, pratiquer la série de 0,01 centimètre cube à 0,10 centimètres cubes.

En prenant avec la seringue de Jeanneret :

1 division de tuberculine pure.
9 divisions, soit le reste, de solution phéniquée à 0,50 p. 100. } = 0,01 centigr. de tuberculine.

En prenant avec la seringue :

2 divisions de tuberculine ...
8 divisions de sol. phéniquée. } = 0,02 centigr. de tuberculine.

et ainsi de suite.

N° II. *Solution au dixième*. — On la prépare en mélangeant :

1 seringue de Jeanneret de vieille tuberculine.
9 seringues de Jeanneret de solution phéniquée.

Milligrammes. — Nous pouvons avec la solution n° II faire les injections de 0,001 à 0,010.

En prenant avec la seringue de Jeanneret :

1 division de la solution n° II..............
9 divisions de sol. phéniquée à 0,50 p. 100. } = 0,001

En prenant avec la seringue de Jeanneret :

5 divisions de la solution n° II.............
5 divisions de la solution phéniquée....... } = 0,005, etc.

et ainsi de suite.

N° III. *Solution au centième*. — On la prépare en mélangeant :

1 seringue de Jeanneret de la solution n° II.
9 seringues de Jeanneret de solution phéniquée.

Dixièmes de milligramme. — Nous pouvons faire avec la solution n° III les injections de 0,0001 à 0,001.

En prenant avec la seringue de Jeanneret :

1 division de la solution n° III.............
9 divisions de solution phéniquée......... } = 0,0001

N° IV. *Solution au millième*. — On la prépare en mélangeant :

1 seringue de Jeanneret de la solution n° III.
9 seringues de solution phéniquée à 0,50 p. 100.

Centièmes de milligramme. — C'est avec cette solution n° IV que nous pratiquons le *Mantoux*, la *seringue de Jeanneret entière de la solution n° IV* contenant exactement un dixième de milligramme de tuberculine.

On peut enfin avec cette solution n° IV, en diluant dans la

seringue de Jeanneret, obtenir toute la gamme des centièmes de milligramme de 0,00001 à 0,0001.

Pratique du traitement.

Nous commençons notre traitement par la dose habituelle du Mantoux : une seringue de Jeanneret entière de solution IV.

Si, après quarante-huit heures, la réaction est inférieure à 5 millimètres de diamètre, ce qui est la règle chez le nourrisson, nous prenons cette dose comme point de départ.

Si la réaction dépasse cette dimension, nous prenons comme point de départ : soit 0,00005, soit même 0,00001 si la réaction était extrêmement forte, ce que nous n'avons jamais vu chez le nourrisson.

Pratique de l'injection. — Après avoir lavé la région à l'éther,

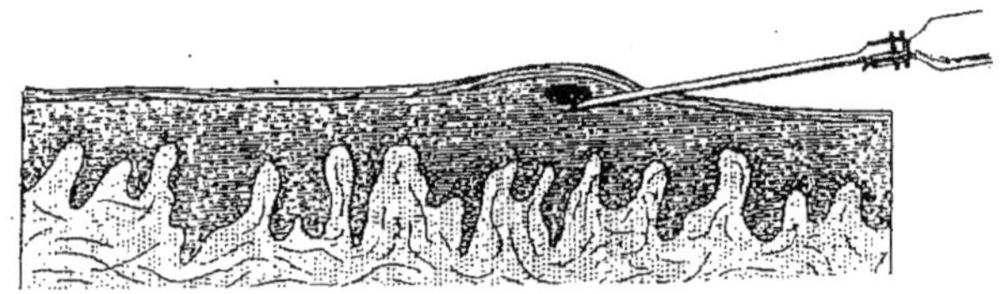

Fig. 41. — Papule de Mantoux, seringue de Jeanneret.

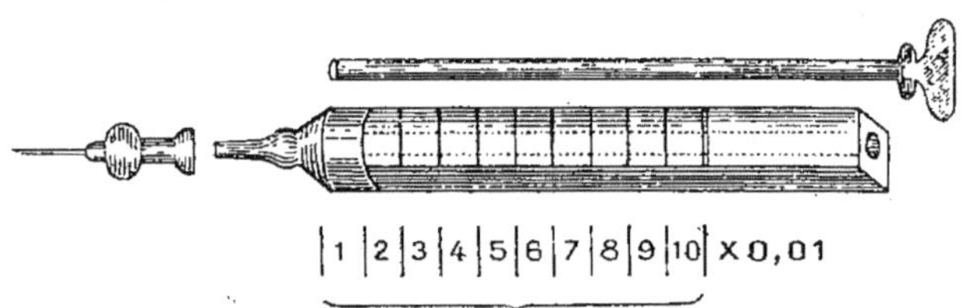

Fig. 42. — Seringue du Dr Jeanneret.

on pince la peau avec deux doigts et on enfonce l'aiguille de quelques millimètres bien horizontalement dans le pli cutané en tenant l'ouverture en biseau de l'aiguille en haut. L'aiguille une fois arrivée dans le derme, on pousse lentement le liquide qui forme, si l'injection a été bien faite, une petite papule de couleur blanchâtre.

Au bout de quelques minutes, il apparaît une pseudo-réaction, mais elle disparaît rapidement. Ce n'est qu'au bout de vingt-quatre heures que la vraie réaction se montre, mais elle n'est complète qu'après quarante-huit heures ; à ce moment on la mesure et on la dessine à l'échelle sur la feuille de température du malade.

Nous pratiquons les injections deux fois par semaine, dans les cas favorables ; sinon une fois par semaine, en doublant toujours la dose.

0,0001	0,0002	0,0004	0,0008	pour les dixièmes de milligr. sol n° III.
0,001	0,002	0,004	0,008	pour les milligrammes sol. n° II.
0,01	0,02	0,04	0,08	pour les centigrammes sol. n° I.
0,10	rarement 0,20			pour les décigrammes sol. n° I.

Quatorze injections exigent ainsi, suivant les cas, quatorze ou sept semaines.

INDEX DU TRAITEMENT.

Comment pouvons-nous nous rendre compte si la mantousation donne un bon ou un mauvais résultat et si, dans un cas donné, le traitement est indiqué ou contre-indiqué ?

Nous pouvons pour cela consulter les deux index suivants :

1. Les *Mantoux en série* ;

2. L'*éosinophilie*.

MANTOUX EN SÉRIE. — Nous avons indiqué que nous nous servions depuis cinq ans des Mantoux pratiqués en série pour diriger le traitement tuberculinique. Le but que nous recherchons avec la mantousation est d'augmenter les anticorps du nourrisson. Or plus il y a d'anticorps, meilleure et plus complète sera la digestion parentérale de la tuberculine, — moins il y aura d'anaphylatoxine et plus petite par conséquent sera la réaction cutanée de Mantoux. Si donc le traitement est indiqué et bien conduit, la série des Mantoux montrera une diminution progressive de diamètre, indiquant que l'organisme *se dirige* vers l'immunité, but de notre traitement.

Si la série des Mantoux, au lieu de diminuer, reste de même diamètre, nous considérerons le traitement comme bon, car nous ne recherchons nullement la *Mantoux-immunité absolue*, l'organisme *tuberculino-fest* n'étant en aucune façon désirable.

Par contre, si le traitement doit être considéré comme favorable, jamais nous ne devons observer de *Mantoux-anaphylaxie* indiquée par la série croissante des Mantoux.

ÉOSINOPHILIE. — L'éosinophilie peut-elle servir aussi d'index pour le traitement ? Le professeur Schwarz admet que l'éosinophilie est une réaction de l'organisme vis-à-vis de la digestion parentérale d'albumine, que l'éosinophile en soit l'agent, ou qu'il n'en soit que le témoin.

La méthode et le réactif de Dungern permettant de numéroter facilement les éosinophiles et de se rendre compte de leur nombre, nous avons cherché à utiliser ce moyen de contrôle.

Or voici ce qu'on observe, si le traitement est favorable, en examinant toutes les demi-heures le sang du bébé : après la première demi-heure après l'injection : les éosinophiles diminuent progressivement pendant deux heures, puis survient une *hyper-éosinophilie* considérable qui dure pendant toute la période de digestion de la tuberculine ; cette augmentation des éosinophiles diminue lentement pour retomber après six heures à la normale.

Si, par contre, la dose a été trop forte ou si la proportion des anticorps est trop faible, l'hyperéosinophilie persiste *plusieurs jours* jusqu'à ce que toute l'albumine parentérale ait été décomposée.

Il suffit donc dans la pratique d'examiner l'éosinophilie avant l'injection et vingt-quatre heures ou quarante-huit heures après, et pour peu que l'on trouve des chiffres normaux, on peut en conclure que le traitement réussit.

INDEX ANORMAL. — Si, chez le bébé *mantousé*, la faculté de former les anticorps est trop faible, ou si l'on augmente trop rapidement les doses de tuberculine, on en sera averti par les anomalies suivantes des index.

Série de Mantoux. — Si, au moment de la deuxième injection, l'organisme n'a pas encore digéré la tuberculine injectée, soit que l'organisme du bébé soit incapable de former assez d'anticorps, soit que la dose de l'injection précédente ait été trop forte, la nouvelle dose s'ajoutant au reste de la précédente, il en résultera une très forte proportion d'*anaphylatoxine* qui va causer une très forte réaction locale de Mantoux et quelquefois une petite réaction générale fébrile.

La réaction de Mantoux qui augmente de diamètre indique donc au médecin attentif que non seulement il ne doit pas augmenter la dose, mais qu'il doit la diminuer lors de l'injection suivante, car l'on se dirige vers la *Mantoux-anaphylaxie.*

Eosinophilie. — Si l'on veut être renseigné plus tôt et sans attendre les quarante-huit heures de l'examen du Mantoux, on peut examiner l'éosinophilie déjà douze ou vingt-quatre heures après l'injection. En cas d'hyperéosinophilie on devra conclure que la dose injectée était trop forte pour l'organisme du nourrisson et qu'il faudra donc, lors de la prochaine injection, ou bien répéter la même dose ou même la diminuer, suivant que la réaction anaphylactique aura été très forte ou seulement un peu exagérée. Il va sans dire que, dans ce cas, la longueur du traitement sera considérablement augmentée.

Résultats du traitement.

C'est en nous basant sur notre longue expérience de tuberculinothérapie, que nous pratiquons depuis bientôt dix ans, que nous avons, pour le nourrisson, rejeté la méthode massive de Schlossmann et jeté notre dévolu d'emblée sur une des méthodes *lentes, prudentes, progressives et contrôlées* que nous avions peu à peu élaborées pour l'enfant plus âgé.

Parmi ces méthodes, nous avons choisi pour le nourrisson celle que nous utilisons exclusivement depuis bientôt deux ans.

Nous pouvons la recommander en toute conscience, d'abord parce que cette méthode permet, sous le contrôle continuel d'un index sûr, d'introduire lentement, avec toute la prudence nécessaire, les doses progressives de tuberculine, parce que ce traitement n'offre aucun danger, car jamais nous n'avons eu le plus petit ennui ni le moindre incident, enfin parce que les résultats que donne la mantousation sont excellents pour peu qu'on puisse la commencer assez tôt et avant que la tuberculose ne soit généralisée.

Formes localisées. — On voit dans les cas de tuberculose locale que la température tend à se régulariser, que l'appétit augmente, que l'anémie diminue et que le poids du corps suit une marche progressive.

Les fonctions statiques, le plus souvent très retardées, reprennent peu à peu leur équilibre et l'enfant devient gai, dort bien et prend tous les attributs de la santé.

Enfin et surtout la marche évolutive, si souvent fatalement progressive, de la tuberculose locale du nourrisson s'arrête, *si bien qu'aucun de nos bébés traités dans ces conditions n'est mort.*

Bien plus, nous avons pu voir chez quelques-uns disparaître sous nos yeux des signes certains d'une rupture de la barrière ganglionnaire, tels que le stertor expiratoire et surtout la toux bitonale et la toux coquelucboïde.

Formes généralisées. — *Par contre, la tuberculine n'exerce aucune espèce d'action utile dans les formes généralisées* ; aussi tout signe certain de généralisation me paraît-il en contre-indiquer l'emploi.

Les deux cas de formes généralisées : une *pneumonie caséeuse* et un *tabes mésaraïque*, dans lesquels nous avons employé ce traitement, se sont en effet terminés tous les deux par la mort.

Observations.

Nous résumerons ici quelques observations de traitement à la tuberculine.

TUBERCULOSES LOCALISÉES.

Tuberculose forme masquée dyspeptique. — P... (William), trois mois, né à terme avec un poids de 3960 grammes, nourri au sein six semaines, puis au lait coupé. Hérédité inconnue.

Entre le 22 avril 1916 avec 4700 grammes pour : amaigrissement,

Fig. 43. — Bronchopneumonie caséeuse du sommet droit.

Avant la tuberculinisation.

anorexie et anémie. Facies vaso-dilaté, anémique, amaigri; micropolyadénie; hépatomégalie. Rate normale. Mantoux positif : 7 millimètres.

Rœntgen ; glandes bilatérales, proéminentes à droite.

Traitement : mantousation avec *tuberculine* Koch 0,0001 à 0,10 en deux mois.

Poids augmente de 4700 à 6600, sorti guéri en apparence.

Tuberculose masquée anémique. — F... (Alfred), dix mois, né à terme avec un poids de 3000 grammes, d'un père tuberculeux.

Entre le 1er décembre 1914 pour dyspepsie et convulsions.

Facies vaso-dilaté, micropolyadénie, hépatomégalie, *macropolyadénie* sous-claviculaire droite. Sang : hémogl. 65 p. 100, gl. rouges 2670000, gl. bl. 9300. Mantoux positif : 5 millimètres. Rœntgen : ganglions hilaires bilatéraux.

Deux traitements par mantousation avec la tuberculine *ATK*.
1er traitement, 1914: 0,0001 à 0,20 centigrammes.

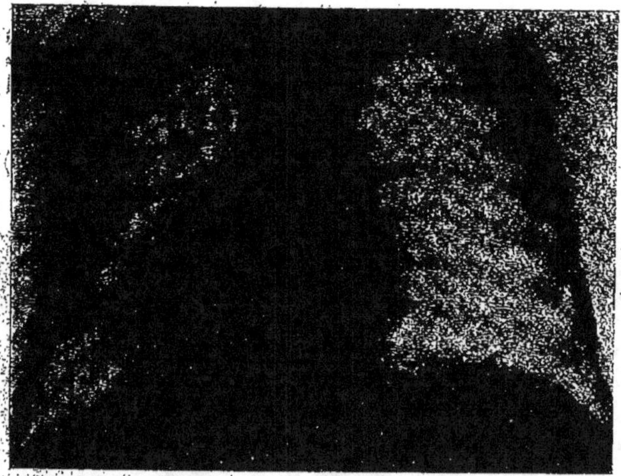

Fig. 44. — Bronchopneumonie caséeuse du sommet droit.
Après la tuberculinisation.

2e traitement, 1915 : 0,0001 à 0,10 centigrammes, *Mantoux négatif*.
Guéri en apparence lors de la sortie.

TUBERCULOSES APPARENTES.

Tuberculose apparente (*toux bitonale*). — C... (Royer), sept mois, né
à terme, avec un poids de 3 250 grammes, d'une mère tuberculeuse,
nourri au sein deux mois, puis au lait de vache.

Fig. 45.

Entré, le 7 avril 1914, pour *toux coqueluchoïde*. Poids 7 100, gros bébé
vaso-dilaté, micropolyadénie, hépatomégalie, splénomégalie, macropoly-

adénie cervicale gauche. *Toux bitonale* ; stertor expiratoire ; Mantoux positif : 8 millimètres. Matité manubriale et sommet gauche. Rœntgen : ombre en cheminée, tabes *hilaire avec tendance au tuberculome gauche.*

Deux traitements par mantousation à la tuberculine *ATK*.

1914, 1er traitement pendant trois mois, de 0,0001 à 0,10 centigrammes.

1915, 2e traitement pendant deux mois, de 0,0001 à 0,10 centigrammes.

Le poids augmente de 7400 à 12 200. Diminution de l'ombre hilaire. Guérison apparente.

Tuberculose apparente (*toux coqueluchoïde*). — N... (René), seize mois, né à terme, nourri artificiellement. Père tuberculeux.

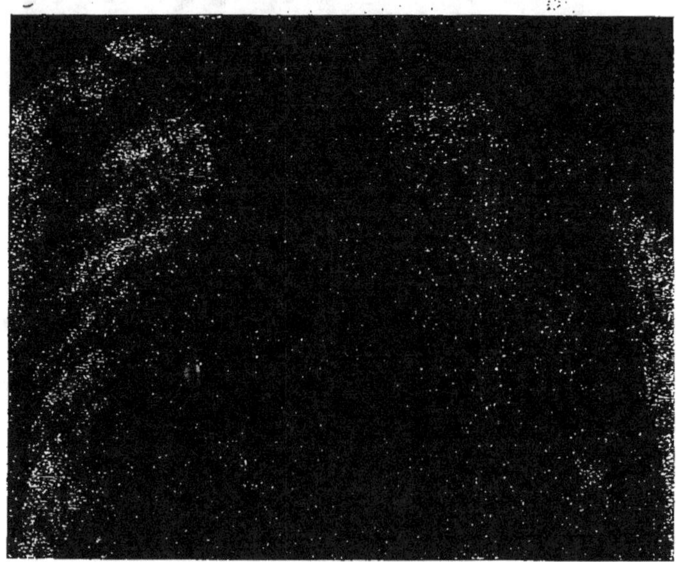

Fig. 46.

Entré le 5 juillet pour paralysie faciale suite d'otite avec *toux coqueluchoïde nauséeuse.*

Facies vaso-dilaté, anémie et amaigrissement. Poids 8300. Micropolyadénie, hépatomégalie, rate normale. Matité de la région ganglionnaire postérieure gauche. Expirium soufflé.

Mantoux positif : 4 millimètres ; Pirquet positif. *Rœntgen* : tabes hilaire gauche, foyer pulmonaire gauche, petites glandes à droite.

Traitement par mantousation avec la tuberculine *ATK* pendant trois mois de 0,0001 à 0,20 centigrammes.

Le poids augmente de 8300 à 9 600.

Guéri en apparence.

Provoquer les défenses locales dans les organes déjà infectés.

C'est par la production de tissu conjonctif de cicatrisation que, chez l'enfant plus âgé, la prolifération tuberculeuse est limitée d'abord, étouffée ensuite. Or cette production de tissu cicatriciel est nulle ou presque nulle chez le nourrisson tuberculeux ; de là chez le bébé la tendance du processus tuberculeux à envahir l'organisme tout entier.

Sans doute la tuberculine peut être utilisée pour stimuler la cicatrisation, car la réaction locale de tuberculinisation tend à provoquer autour du foyer tuberculeux une légère production de tissu conjonctif, mais cette réaction locale de la tuberculine est malheureusement fort limitée.

On a découvert ces dernières années un agent cicatriciel beaucoup plus énergique et plus efficace, c'est la *radiothérapie*.

La radiothérapie.

Nos connaissances sur les rayons X se sont considérablement étendues depuis quelques années. Nous savons actuellement que ces rayons ne diffèrent en rien des rayons lumineux et ultra-violets et que, comme eux, ils sont formés d'ondes vibratoires. Lane vient en effet de démontrer que l'on peut les réfracter, et Brays qu'il est possible de les réfléchir, enfin Friedreich et Knipping ont pu arriver à calculer leur longueur d'onde qui s'est montrée la plus courte de tous les rayons connus, car elle se range aussi loin derrière les rayons ultra-violets que les longues ondulations de Herz et de la télégraphie sans fil se placent en avant des rayons infra-rouges.

On peut même, à l'aide de ces différents moyens, projeter le spectre des rayons X de manière qu'ils apparaissent visibles sur l'écran sous forme d'une bande claire mais incolore, ce qui la distingue de la bande colorée des rayons lumineux et calorifiques.

Ce faisceau de rayons X est composé d'une multitude de rayons qui se distinguent les uns des autres par leur longueur d'onde et par leur force de pénétration : à gauche de la bande on trouve les rayons pénétrants ; de l'autre côté ceux qui n'ont aucune force de pénétration ; entre les deux, tous les intermédiaires.

C'est par ce procédé que l'on est arrivé à démontrer que certaines ampoules donnent plutôt des rayons pénétrants, ce sont les tubes durs, alors que les ampoules molles donnent plutôt des rayons de faible pénétration.

En se servant par conséquent d'ampoules dures, et en utilisant des filtres d'aluminium de 3 à 4 millimètres d'épaisseur, qui absorbent et retiennent les quelques rayons mous qui naissent dans l'ampoule dure, nous pouvons éviter presque complètement

les rayons mous si dangereux pour la peau et la protéger
presque absolument contre les brûlures.

C'est grâce à ces deux précautions que le domaine de la radiothérapie a pu s'étendre et que nous pouvons à l'heure actuelle
influencer et détruire, sans danger de brûlure, des lésions profondément situées. Nous pouvons en effet sans aucun inconvénient employer pour la radiothérapie profonde les puissants
appareils modernes qui donnent une intensité rayonnante énorme.
Ceci nous permet d'éloigner le foyer de l'ampoule à la distance
idéale de 20 à 24 centimètres qui favorise la pénétration maximale
des rayons, à la condition d'utiliser d'une part des ampoules dont
le vide est presque absolu, qui ne fournissent que des rayons durs
et de grande pénétration ; d'autre part, des filtres d'aluminium
qui absorbent complètement les rayons mous, les seuls dangereux pour la peau.

C'est grâce à cette découverte que la radiothérapie de la tuberculose chirurgicale a pu entrer dans la pratique et que l'on a
utilisé ce puissant moyen pour modifier les lésions tuberculeuses
des ganglions, des jointures et des os.

Mais les brillants résultats obtenus dans la tuberculose chirurgicale dont les lésions sont relativement superficielles ne démontrent nullement que les rayons X, qui ont des ondes vibratoires
si minimes, soient suffisamment puissants pour pénétrer jusqu'à
une lésion aussi profonde que celle de la tuberculose pulmonaire.

Seule l'expérimentation pouvait en donner la preuve. C'est à
Bakmeister (de Fribourg) (1), que nous devons les premières
recherches sur la radiothérapie de la tuberculose pulmonaire
expérimentale. Ces expériences, qui ont porté sur plusieurs centaines de lapins préalablement infectés de tuberculose pulmonaire,
ont donné des résultats identiques que nous pouvons résumer
comme suit :

1° Dans la tuberculose expérimentale, les rayons X pénétrants
filtrés détruisent le tissu de granulation tuberculeuse qui est
remplacé par du tissu conjonctif de cicatrisation.

2° Dans la tuberculose récente, on obtient ainsi une guérison
complète avec disparition du tissu tuberculeux.

3° Dans la tuberculose plus avancée, on observe avec ce moyen
un enkystement du foyer.

4° Par contre, jamais les rayons X n'ont détruit les bacilles de
Koch, car l'injection des tissus cicatriciels a toujours provoqué la
tuberculose chez le cobaye.

Bakmeister conclut de ses très remarquables expériences :

____

(1) BAKMEISTER, *Deutsche med. Wochenschrift*, 1914.

1º *Que l'on ne doit pas envisager les rayons X comme un agent curateur de la tuberculose.*

2º *Mais qu'ils peuvent provoquer la guérison naturelle en stimulant la formation de tissu conjonctif d'enkystement après avoir détruit le tissu de granulation tuberculeuse.*

Kupferle (1) a utilisé ces données pour les appliquer à la tuberculose pulmonaire de l'homme et il a traité 44 adultes tuberculeux aux rayons X avec des résultats de cicatrisation évidente soit dans les formes afébriles, soit même dans des formes subaiguës fébriles. Par contre, les résultats ont été nuls dans les formes ulcéreuses, caséeuses et caverneuses.

C'est en nous (2) basant sur ces résultats que nous avons appliqué ces données à la clinique infantile et que nous avons traité depuis un an cinquante enfants ganglionnaires et pulmonaires avec des résultats extrêmement satisfaisants, comme le démontrent l'état général et surtout les modifications évidentes de l'état local, nettement visibles sur les radiographies.

Nous n'avons, chez le petit et le grand enfant, jamais dépassé une séance par semaine. Nous faisons à chaque séance une application de 10 H avec un filtre d'aluminium de 3 millimètres d'épaisseur. Le plus souvent le traitement comporte dix séances et la dose totale ne dépasse guère 100 H.

Avec ces doses nous n'avons pas eu de symptômes d'irritation des bronches, ni de douleurs de poitrine que l'on observe si fréquemment avec des doses plus élevées.

Clinique de la radiothérapie de la tuberculose du nourrisson.

Pouvons-nous appliquer les expériences faites chez l'enfant plus âgé au nourrisson chez lequel la faculté de produire du tissu conjonctif de cicatrisation ne paraît pas exister spontanément? L'expérience clinique va nous le démontrer.

A. — Tuberculose chirurgicale.

LES LYMPHOMES. — Les lymphomes scrofuleux: sous-maxillaires, cervicaux et axillaires résistent bien souvent à l'héliothérapie; aussi, depuis quelques années, a-t-on cherché à les traiter par la radiothérapie. Les résultats de ce traitement chez le grand et le petit enfant ont été excellents, aussi bien pour les lymphomes plastiques que pour les lymphomes suppurés et même fistuleux. Petersen, Ruhlmann, Dietrich louent ce procédé qu'ils déclarent

(1) KUPFERLE, Congrès de Wiesbaden, 1914.
(2) COMBE et BLANC, *Soc. de pédiatrie suisse*, séance de Neuchâtel, 1916.

plus efficace que tous les autres et mon expérience personnelle leur donne raison.

Sans doute les lymphomes du cou sont exceptionnels chez le nourrisson, et cela est heureux, car on hésitera toujours chez eux à se servir de la radiothérapie, à cause de l'influence fâcheuse que ce procédé peut exercer sur le thymus. Il est vrai que la radiothérapie du cou, lorsque la partie antérieure du cou, le sternum comme le reste du corps, est protégée par des plaques de plomb, ne peut être taxée de grande imprudence. Mais je ne l'ai cependant appliquée qu'une seule fois chez un nourrisson de neuf mois atteint de stertor inspiratoire avec crises inquiétantes d'étouffement dues à la compression de la trachée par une masse ganglionnaire cervicale et trachéo-bronchique. Ici la position des ganglions exigeait l'exposition du manubrium : après la première séance les accès de suffocation cessaient, et après cinq séances les ganglions avaient disparu et l'enfant paraissait guérie.

Mais peu de mois après elle nous revenait avec une tuberculose ganglionnaire généralisée apyrétique à localisation abdominale principale à laquelle elle succomba.

A l'autopsie nous trouvâmes *les ganglions du cou et les ganglions trachéo-bronchiques sclérosés* et entourés d'une gangue conjonctive, mais *le thymus était entièrement atrophié* et les os montraient des signes indéniables d'un rachitisme avancé.

Il est difficile de décider si l'atrophie du thymus et le rachitisme consécutif ont été la conséquence de la radiothérapie, car ces deux lésions sont fréquentes dans la tuberculose (Marfan). En tout cas la radiothérapie n'a pas empêché la généralisation abdominale lymphoïde de la tuberculose qui, il est vrai, avait déjà débuté avant ce traitement.

Les otites tuberculeuses. — Les otites tuberculeuses, comme les *tuberculoses cutanées et muqueuses*, sont aussi très favorablement influencées par le traitement radiothérapique, ainsi que Thoss l'a démontré.

Le spina ventosa. — Les ostéites et les ostéo-arthrites tuberculeuses paraissent être moins bien influencées par les rayons X, quoique Hida, à Tokio, affirme avoir obtenu chez des enfants 63 p. 100 de guérisons et que Dink accuse 84 p. 100 de guérisons pour les petites articulations, et 35 p. 100 pour les grandes. C'est donc un moyen utilisable chez l'enfant dans les cas rebelles.

B. — Tuberculose médicale.

La tuberculose du nourrisson, si rapidement envahissante, est-elle justiciable de la radiothérapie, et cette méthode présente-t-elle à cet âge des inconvénients ?

Pour nous en rendre compte, nous avons fait une double série d'expériences qui ne sont pas encore terminées.

Nous avons choisi pour notre première expérience un nourrisson de trois mois atteint d'une bronchopneumonie caséeuse tuberculeuse du sommet droit. Cette lésion rapidement envahissante était compliquée d'une tuberculose péritonéale qui ne laissait aucun espoir de guérison.

Nous fîmes à ce bébé, à huit jours d'intervalle, trois séances

Fig. 47.

de 10 H chacune sur la partie antérieure et postérieure du sommet droit. Après la deuxième séance, la fièvre tombe, la tache noire si visible aux rayons non seulement cesse de progresser, mais diminue visiblement, et cette diminution s'accentue encore dans la troisième radiographie prise trois jours après la troisième séance.

Mais, comme nous nous y attendions, le bébé succombe à sa tuberculose péritonéale.

A l'autopsie nous trouvons le foyer de bronchopneumonie caséeuse entouré d'une coque épaisse, dure et résistante, d'un tissu conjonctif et l'examen microscopique fait par le professeur Huguenin confirme l'existence d'une sclérose extrêmement développée entourant un foyer caséeux. L'action sclérosante des rayons X paraît ainsi nettement démontrée, même chez le nourrisson.

Mais, comme dans le cas de stertor inspiratoire que nous venons

de citer, le thymus était atrophié et les os montraient des signes
de rachitisme.

Sans doute l'atrophie du thymus est presque constante dans la
tuberculose du nourrisson et Marfan considère le rachitisme
presque comme un symptôme de cette maladie. Mais nous devons
cependant nous demander si cette atrophie du thymus n'est pas
attribuable aux rayons X et si *l'atrophie du thymus ne peut pas*

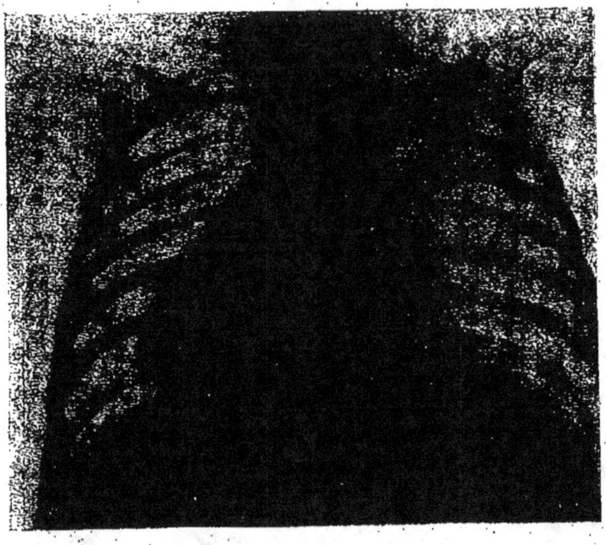

Fig. 48.

*produire, chez le nourrisson tout au moins, des troubles de
croissance.*

Si cette hypothèse se vérifiait, la radiothérapie de la tuberculose pulmonaire serait évidemment contre-indiquée chez le
nourrisson.

C'est ce qui a motivé la seconde série d'expériences, que j'ai
confiées à mon excellent assistant le Dr Blanc. Il a appliqué chez
un grand nombre de lapins nouveau-nés des doses de rayons X
équivalentes, sur la région du thymus, afin d'étudier l'effet de
l'atrophie du thymus sur leur croissance.

Malheureusement, la mobilisation de notre armée, qui nous a
enlevé le Dr Blanc, a interrompu les examens nécroscopiques et
microscopiques de nos lapins. Ce n'est que lorsque nous en
aurons le résultat que nous pourrons décider si la radiothérapie
du poumon, qui serait si utile chez le nourrisson dans le cas d'une
tuberculose au début, peut se faire sans inconvénient.

___

TABLE DES MATIÈRES

"""

2197-17. — CORBEIL. Imprimerie CRÉTÉ.

BROUARDEL-GILBERT — NOUVEAU — GILBERT-THOINOT

TRAITÉ DE MÉDECINE

et de Thérapeutique

Publié en fascicules sous la direction de

A. GILBERT | **P. CARNOT**

Professeur à la Faculté de médecine de Paris, | Professeur agrégé à la Faculté de médecine
Membre de l'Académie de médecine. | de Paris.

Avec la collaboration de MM.

Achard, Apert, Aubertin, Auché, Aviragnet, Babonneix, Balzer, Barbier, Barth, Baudouin, L. Bernard, de Beurmann, Bezançon, Boinet, Boulloche, P. Carnot, Cartaz, Castex, Chauffard, P. Claisse, Claude, Courmont, Cruchet, Dejerine, Deschamps, Dupré, L. Fournier, Galliard, Gallois, M. Garnier, Gaucher, Gilbert, Gougerot, Gouget, Grasset, Guiart, Hallé, Hallopeau, Hayem, Hersher, Hudelo, Hutinel, Jeanselme, Klippel, M. Labbé, Laederich, Laignel-Lavastine, Lancereaux, L. Landouzy, Lannois, Laveran, Le Fur, Le Noir, Lereboullet, Léry, Letulle, L. Lévi, Lion, Marfan, Marie, Marinesco, Ménétrier, Méry, Milian, Mosny, Netter, Parmentier, Pitres, Rauzier, Rénon, Richardière, Roger, Roque, Sainton, Sérieux, Sicard, A. Siredey, Surmont, J. Teissier, Thiercelin, A. Thomas, Triboulet, Vaillard, Vaquez, Villaret, E. Weil, Widal, R. Wurtz.

CHAQUE FASCICULE SE VEND SÉPARÉMENT

Chaque fascicule se vend également **cartonné** avec une augmentation de 2 fr. par fascicule

Travail des services et laboratoires de M. le Professeur Albert ROBIN
et de M. le Professeur agrégé Fernand BEZANÇON

LES
HEMOPTYSIES TUBERCULEUSES

ÉTUDE CLINIQUE, BACTÉRIOLOGIQUE,
HÉMATOLOGIQUE, PATHOGÉNIQUE

PAR

Le Docteur Mathieu-Pierre WEIL

ANCIEN INTERNE DES HÔPITAUX DE PARIS
CHEF DE LABORATOIRE A L'HÔPITAL DE LA CHARITÉ

PARIS

G. STEINHEIL, ÉDITEUR

2, RUE CASIMIR-DELAVIGNE, 2

—

1912

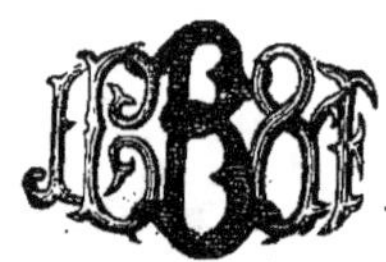